ワクチン

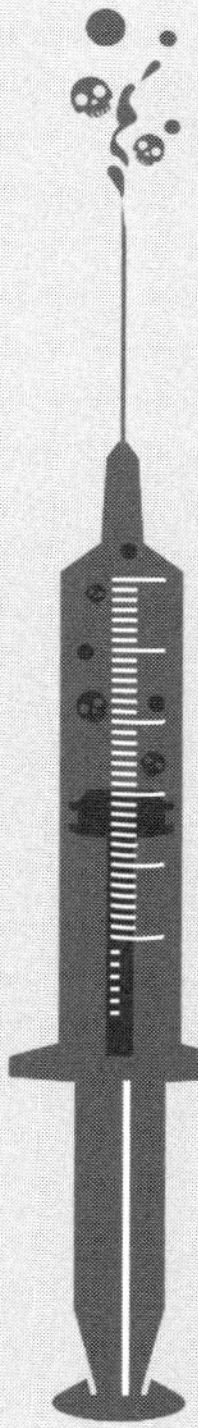

今知らないと手遅れになる、いくつかの重要情報

不要論

Tokyo DD Clinic 院長
内科医
内海 聡

三五館
シンシャ

はじめに

この本を出すのには正直勇気が要りました。多くの方がご存じのように、私はこれまでたくさんの本を書いてきました。ベストセラーになった『精神科は今日も、やりたい放題』『医学不要論』から始まり、気づくと40冊以上の著作を出しています。

『医学不要論』においてはワクチンの有害性について記しており、それを知っている方ならいまさらワクチンの本を書くことなど、それほど大したことではないと思うかもしれません。

しかし本書『ワクチン不要論』は軽い内容ではないこともさることながら、一番この本が問題視される理由は現代の風潮にあります。

精神薬よりも抗ガン剤よりもワクチンこそが、医薬複合体におけるもっとも重要な洗脳テーマであり、現代は政治的な背景もあって強制接種の方向に向かわせていることに問題があります。御用学者が跳梁跋扈《ちょうりょうばっこ》し嘘偽りを垂れ流しつづけ、テレビや新聞や雑誌から政治家に至るまで、カネのためには手段を選ばなくなっているからこそ、この本の出版は勇気が要ることなのです。

この本は、私がなぜワクチンを否定するのかの科学的根拠、物質的根拠、および社会的な根拠について網羅されています。まずはこの資料を周りの人の説得材料に使って、医療関係者はもとより教師や保健師や政治関係者に対抗していただきたいのです。

本来は争ったからいいというものではないのですが、彼らのほとんどは本書に書かれていることなど知りもしませんし、知っても拒絶する傾向が強いので、継続して主張しつづけることと多くの方に伝えていくことが必要なのです。

私が有名になった情報媒体の一つにフェイスブックがありますが、2016年7月〜2018年1月の段階において、私のアカウントは書き込み停止にされました。何度も何度も大した理由もなく停止させられており、しかもその理由はワクチンに関するネタが結構多いという事実があります。業界としてもワクチンを全否定する私の存在は、疎ましくてしょうがないのかもしれません。今の日本においては、特定の人物や特定の記事に対しての圧力が強まっているのは確かでしょう。

ワクチン以外のことはネットでもネット外でも結構自由に流れていますが、ワクチンに関しては急にみなヒステリーとなります。私は本だけでなくフェイスブックやツイッターを中心に、医学的な情報発信、啓蒙、宣伝、講演会の情報などを流していますが、最近はフェイスブックに上がる回数も少なくなっているようです。多くの方に情報が見えづらいとか、フェイスブックで記事が上がってこないなどと言われることがあります。言論統制と言われても仕方ないような状況が、ネットを中心に広がってきているのかもしれません。

ワクチンについて私が重視するのには理由があります。拙著『医学不要論』の中で、三つの聖水と名づけたものに精神薬、ワクチン、抗ガン剤があります。

そのどれもが有害無益でしかありませんが、現在の医療において流されると困る情報の代表が、今やワクチンになってきたと言え、その点でも私はワクチンを重視しています。それはガンや精神科の問題よりも流されると困るという風潮があります。抗ガン剤や精神薬はある程度バレてきましたが、ワクチンは正体が見えづらいのです。

しかし私がワクチンを重視する一番の理由はそこではありません。一番の理由は私自身の罪悪感です。私はワクチンに今でこそ反対していますが、7年ほど前までワクチンに気を配っていませんでした。私が今のような活動をして10年経ちますが、最初は精神薬や精神科の問題しか扱っていなかったのです。

普通に効果はあるだろう程度に思っていた私は、自分の娘が1歳になるまでの間、打ってしまったワクチンがあります。

その後、ワクチンの危険性や無効性を耳にし、驚きとともに徹底的にワクチンについて調べあげました。調べれば調べるほど自分の罪深さと無知さに絶句したのを、今でも覚えています。

もちろんそのあとにすべてのワクチンをやめ、娘は今のところ健康そうには見えますが、すでに何らかの影響を受けていることは間違いありません。つまり私がこの活動をするようになった理由とは、自分の〝毒親〟ぶりに対する強い罪悪感なのです。


この種の本を初めて読む人も、復習として読みたいという人も、あらためて罪悪感を持たれるかもしれません。でも持ってください。それが今の状況なのです。

多くの人は政治やメディアや芸能人が嘘まみれだとわかっていても、医学にはまったく疑問を抱きません。それがワクチンとなると、ほかのどの分野よりも疑問を抱きません。しかしも少しでもワクチンに対して疑問を持っているなら、この本をお読みください。

今、私たちはワクチンについて学ばなければならないのです。

最後にいつもどおり私を支えてくれる妻と娘に感謝の言葉を贈りたいと思います。

ワクチン不要論——目次

装幀◉河村誠
組版◉閏月社

1 ワクチンとは何か？

◉ワクチンの定義は何か？

ワクチンについて名前を聞いたことがないという方はさすがにいないでしょうが、では「ワクチンの定義は何か？」と問われると実は答えに窮してしまう方が多いでしょう。

定義上だけで言えば「病原体（特にウイルス）から作り、これを人体・動物体に予防接種と称して接種し、体内に抗体を生じさせ予防する薬品」などということになるでしょう。

予防接種とワクチンは違うと思い込んでいる人がいるようですが、基本的には同じです。しかしこの定義はもちろん建前だけであり、感染症の問題でワクチンが重視されなければいけないのは、それがすべて嘘だからです。

最初に結論を言ってしまうなら、もっとも重要なことは「ワクチンのすべてが効かない」ということです。これはもう例外なくどれもこれも効きませんし、ペットのワクチンであっても畜産されているものに打たれているものであっても効きません。外国に行くときに打たされるものも効きません。本当にトコトンまで効きません。

しかしそう指摘するだけでどれだけの者たちが逆ギレするでしょうか。

効かないことは多くの研究により証明されていますが、当然ながら医学者や製薬業界は決して認めはしませんし、それどころか効くという研究がいっぱいあることを指摘するでしょう（そのことの問題は後述します）。

そしてなにより一番逆ギレするのは日本の親たちです。

「私たちがやってきたことが間違いだというのか」「そんなことは認められるはずもない」「みんなやっているのだから間違いはない」「そもそも権威ある偉い学者たちが言っているのだから間違いなわけはない」……そうやって毒親（毒を盛って正当化する親）たちは一生正当化しつづけ、子どもも殺しにいそしんでいるのが現状だといえるでしょう。

◉GHQの指導のもとでスタート

法律的にワクチンに関するものを予防接種法といいます。この予防接種法こそが稀代の悪法なのです。

歴史を紐解くと１９４７年にＧＨＱの指導のもとで予防接種法が定められ、みんなに予防接種が強制されていきました。そのくせ事故が起こっても補償する仕組みがなかったのは、いまさら私が指摘することでもありません。今だって実質的には補償などされていないも同然です。

実はこの法律は日本人を人体実験しようとしたものと言っても過言ではありません。このような法律は世界になかなかないものであって、この法律に日本はずっと苦しめられました。1948年11月に京都や島根で実施されたジフテリアの予防接種では、80数名の1～2歳児が死亡し、1000人近い被害者が出ましたが、国は各地から報告される接種事故を公表しませんでした。

1970年にワクチンの被害児を持つ親たちが集まり、厚生省に訴えを起こしたのがきっかけとなって、少しずつ変化が起きはじめました。1994年にも予防接種法は改定がありましたが、これは後述するインフルエンザワクチン無効の話ともつながっており、また最近になって風潮が変わってきているのが問題です（後述します）。

◉なぜ医療関係者は「ワクチンが効かない」を認めないのか

ワクチンが効かないということを医療関係者、特に御用学者などと呼ばれる人たちや製薬会社が認めるはずもないのは当たり前のことです。それを認めれば飯のタネが一つ減ってしまうのです。そして、自分たちが間違っているのを認めるくらいなら子どもなど殺してしまえというのが医者万人の発想です。

さらに、お上が言うことだから間違いないというのは、日本人に骨の髄まで染み通った洗脳です。彼らにとっては子どもや市民などはカモであり金のなる木でしかありませんし、自らの利益のためにはどんなことでも手段は問いません。

判断さえできない子どもに対してワクチンを打つなど、どれほどの虐待を犯しているのだろうと思います。大人は自分で調べて自分で決断するのが基本であり、子どものためならすべてを投げ打ってまで行動するのが真の親です。しかしもはやそんな親を見つけるのは難しい状況になっています。

前述のとおり、私は『医学不要論』の中で三つの聖水という言葉を作りました。かの有名なロバート・メンデルソン博士は四つの聖水を主張しましたが、私は現代医学の三つの聖水として「向精神薬、ワクチン、抗ガン剤」を挙げています。

そしてこれら三つを〝聖水〟とした理由は、すべて効かないことです。そして効かないどころかすべて有害でありさまざまな弊害をもたらします。

これに加えて、非常に多額のカネが動くビッグビジネスだということがあります。だからこそこの三つの聖水をとりあげたのですが、ここでも毒親たちには逆ギレされるのが一般的です。「私は抗ガン剤をやって腫瘍が小さくなった」「向精神薬を飲んでよくなった」「ワクチンのおかげで感染症になっていない」と逆ギレするのです。

◉「支配」であり「統制」であり「病気作り」

多くの研究を見てもそうですが、これらが効くなんてお門違いもいいところです。この本はワクチンの本なのでほかの聖水の話は書きませんが、ガンについて詳しく知りたい方は『医者に頼らなくてもがんは消える』（ユサブル）をお読みください。抗ガン剤とは実際は一時的に小さくなったように見せるだけで、反抗ガン遺伝子を刺激しむしろガンを増大悪化させることがわかっています。もし治ったなんて人がいれば実は抗ガン剤をやらなくてもよかっただけの人ばかりです。

向精神薬についても同じで麻薬や覚せい剤と同じ成分なのですから、ヤクでよくなるわけもなく結局ラリって麻痺しているだけですが、そのヤクが必要だと、医者や医療関係者以上に患者や患者家族が主張しているのですから始末に負えません。向精神薬の嘘、精神医学がつける病名そのものの嘘は、拙著『精神科は今日も、やりたい放題』『大笑い！精神医学』などを読んでもらえればと思います。

ただ、この本はワクチンの本なのだからワクチンについて書かねばなりません。ワクチンとはいったいなんなのか、これを一言で表現するなら「支配」であり「統制」であり「病気作り」です。「虐待」という言葉を使ってもいいですが、それよりも「支配」や「統制」のほうがぴったりきます。

そのほかにもワクチンを表わす的確な表現はいくつかあるでしょう。たとえば「金儲け」、たとえば「子殺し」、たとえば「無駄」、たとえば「家畜化」、なんでもありますが確かにこれらはワクチンのことを的確に表現しています。これらを全部踏まえた上でのワクチン＝「統制」です。このことは12章におけるワクチン世界戦略や、16章のワクチンに隠された陰謀に通じてきます。これは陰謀論でもなんでもなく、報道された話ばかりなのです。

◉ワクチンとは親の試金石である

もしあなたがワクチンについての嘘を知りたいと思うなら、徹底的なまでに自分を否定できなければ無理です。そして徹底的なまでに頭を真っ白にして、今まで詰め込んできた無駄かつ有害なデータをリセットし、そこから知ろうとしない限り無理でしょう。

医療界や製薬業界はあなた方がカモであり奴隷であり、どこまでいっても金づるであることは見越しており、どこまでも騙しつづけることができると確信しています。そして少々市民に知られたところでメディア操作などにより、どこまでもごまかしきれると確信しています。行政にロビー活動すればバカな市民など従うと思っているのです。それはあなた方が真実を知ったとしても決して行動しないし、それを変えようとはしないことを知っているからでもあります。

だからワクチンは何かと問われたとき、それは「親の試金石」であるというふうに表現することもできます。親は少しわかった気になるとまさに本書20章で書くような人間になります。そして自分は子どもを守っていると勘違いしだしますが、そのような少しわかった気になっているだけの毒親だらけだから、今の社会が確立したのです。

ワクチンとは、私たち大人が次世代の子どもに対して何を突きつけられているのか、何を残していくかという根源的概念、それが問われているのだということを肝に銘じなければいけないのです。

【ワクチン不要論❶】

現代医学の三つの聖水「向精神薬、ワクチン、抗ガン剤」……これらはすべて効かない。そして、効かないどころか、すべて有害でありさまざまな弊害をもたらす。

ワクチンを一言で表現するなら「支配」であり「統制」であり「病気作り」であり、究極的には「親の試金石」ということができる。

2 ワクチンを考えるとき、最も重要なこと

◉ワクチンの嘘について知ろうとするとき重要なこと

ワクチンについての嘘を知ろうとするとき、もっとも重要なことはなんでしょうか？

そのときにほとんどの人は科学的な根拠やデータであると考えます。実はこれが薬害研究や医原病研究を専門としてきた私から言わせると一番間違いなのですが、洗脳された奴隷国家日本ではなかなかこのことが伝わらないのが現実です。

確かに私も科学的な研究を見ることがありますし、ワクチンについてもたくさんの研究を見てきました。ワクチンに対して肯定的なデータも見たことはあります。昔のほうがいろんなデータを見ることが多かったのですが、最近は全部似たようなものだということがわかり、本を書くときくらいしか見なくなってしまいました。

この本でも多くの科学的研究や科学的事実を掲載しています。そうであるのになぜ科学的な

根拠やデータがダメなのか、と思う人がたくさんいることを私は知っています。

一番の理由はやはり、科学的な根拠やデータはすぐに捏造したり操作したりすることができるという点です。しかしこれだと直接的な科学否定の理由になりません。つまり捏造などより重要なことは、今の科学的な研究方法や考え方そのものが間違っていることに、人類が気づいていないことにあります。だからこそ現実と乖離があるのですが、その乖離を偶然と考えてしまうくらい、人類は洗脳されていることには気づいていません。

◉科学的データを捏造する方法

具体的に人類が信じているらしい科学的根拠やデータの嘘について書いてみましょう。

一番わかりやすいのは研究データを直接捏造してしまう方法です。一昔前は降圧薬ディオバンにおけるデータ捏造がニュースになりましたし、有名な抗うつ薬パキシルも捏造の限りだったことがちゃんと公式報道されています。あれらは氷山の一角以前の問題なのです。

それよりも科学的根拠を捏造するもう少し高等なテクニックを、みなさんにご紹介したいと思います。

まずは判定人数の操作です。これは簡略化して説明しますが、あるクスリを試験して効果を判定するとします。

１００人の人間に毎日クスリを飲んだり打ったりしてもらい判定します。そしてたとえば３カ月で判定するとして、副作用や副反応などの強い症状により、途中でそのクスリを40人がやめてしまったと仮定します。その後60人が試験をやり遂げ、30人がこのクスリは効いたと判定したとします。そして30人はこのクスリは効かなかったと判定したとします。

みなさんはこのクスリが何％効果があったと判定されるかわかるでしょうか？

通常は30（効いた人たち）／１００で30％と考えることでしょう。しかし答えは違っていて、30／60で50％の人に効果があったことになります。つまり、効いた人を20％増やすことができたわけです。

40人は副作用などで脱落したので効いてないどころかより有害なのですが、これらは数に加えなくてもよいのです。これを脱落操作などと呼んだりしますが、製薬会社や大学病院などの研究ではこのような操作がよく行なわれます。

つまり自分たちにとってオイシイ被験者だけを対象にして数字をまとめてしまうのです。こんなことをやっている段階で科学的根拠など期待できようもないのですが、体裁のきれいな論文の多くはこの技法を使っています。つまり権威ある論文や研究の多くにこの操作が使われているのです。そしてそれを本当の意味で見張っている機関など存在しません。学会や有名雑誌自体がこのような者たちの味方なのですから。

◉ろくでもないクスリが認可される理由

もちろん方法はこれに留まりません。たとえばある病気に使うクスリがあると仮定します。精神薬が麻薬と同じでありわかりやすいのでこれを例に説明しましょう。精神薬の嘘は拙著『精神科は今日も、やりたい放題』に書きましたが、精神薬の多くは麻薬と同じなので頭が働かなくなります。そして、この頭が働かない＝感じなくなるを「よくなった」として判定しています。

たとえば不安が強い状態であったとして、抗不安薬という向精神薬は麻薬と変わりないので、不安を感じなくなります。

しかしその一方で脳のすべての機能は低下していて、かつ依存性が高いのでこれを飲まないと前より不安症状が強くなるのです。薬理学的にいうと「ダウンレギュレーション」「アップレギュレーション」などと言います。また不安になる原因についても何一つ解決してはいません。これは当然本質的には何もよくなってないので嘘ですが、巧妙に論文や研究を操作できます。つまり判定基準から操作できるのです。

また精神薬には麻薬や覚せい剤と同じ数多くの危険な作用があり、その中には食欲中枢の破壊やバカ食いなども含まれるのですが、食欲中枢を破壊させる麻薬をうつ状態の人に使ってみたらどうなるか想像してみてください。うつ病とつけられている人だとほとんどは食欲が低減していますが、精神薬＝ドラッグによって食欲だけは見かけ上あがることになります。

ちょっと考えれば原因などまったく解決されておらず、よくなったなんてとても言えませんが、バカ食いしたことをもって「よくなった」と結論づけてしまえばいいのです。

つまり調査後のアンケート項目に「食欲は増えましたか？」と載せればよいわけです。

当然多くの人が深く考えず、この麻薬の食欲中枢の破壊作用により食欲が上がり、アンケートにマルをつけます。そうするとこのクスリは論文上では立派に「効果があるありがたいクスリ」として認められることになります。

こうやってろくでもない作用ばかりなのに認可されているクスリは後を絶ちません。厚生労働省の官僚はこんな裏事情は知りませんし、論文にはちゃんとした根拠があるんだと思って次々と認可するのです。

◉二重盲検試験のカラクリ

さらに言えば医学界や食品業界などで使われ一番信頼されている二重盲検試験、これが世界最悪の嘘を作る検査方法だとわからない限り、医学界の嘘を見抜くことはできません。それは仮に捏造や操作をしなかったとしてもです（もちろん前述以外にもたくさんしていますが）。

二重盲検試験とは被験者を無作為に二つにわけ、片方は偽薬、片方は本物のクスリを投与し違いを比べる検査です。そしてたとえば偽薬で30％効果が出て、クスリで40％効果が出れば、「有意差あり」などとなりクスリとして認定されます。偽のクスリでも効果がある程度出ることをプラセボ効果といいますが、この言葉は有名だと思います。

しかしこの段階で実はおかしいと思わなければいけません。まず子どもの発想で考えたときにもっとも重要な発想、それはそのクスリが本当に効くというなら、エラ～イ科学機序に基づいて作られているはずなのですから、理屈上では効果１００％にならないといけないのです。１００％が厳しいとしてもせめて95％くらいの効果は出てほしいものですが、当然ながらそういうクスリはまず見当たりません。

なぜだかわかりますか？　これは実は西洋医学の考え方、そしてその科学的概念そのものが間違っていることに起因します。西洋医学のクスリに関していうのなら、ある物質とある症状、ある物質とある疾患をつなげて考えるから、このような間違いが起こります。単離物質および精製物質によってもたらすことができるのは、麻痺するような対症療法的作用がほとんどです。

もう少し詳しく説明すると、たとえばある疾患があってある研究があったときに、Ａという病気でＢという物質が増えていることがわかったと仮定します。そうすると西洋医学風の考え方だとＢという物質が原因だと考えてしまいます。なのでクスリを作るときにＢという物質を減らせばよいと考えます。

しかしこれが原因ではないとしたらどうでしょうか？　Bという物質が増えているのは、Cという物質が原因かもしれませんし、一つの物質だけでBという物質が作られるわけではありません。なのにこんなクスリを作っても効果など期待できようがないのです。

しかし西洋医学のクスリ、製薬会社のクスリの大半はこの考え方に基づいて作られています。そうするとこのクスリは非常に局所にしか効果を発揮せず、もとのAという病気自体を治療しているわけでもないので、ちっとも１００％に近づかないのです。

◉「数打ちゃ当たる」研究成果

ただ二重盲検試験の嘘はその点が一番ではありません。30％と40％で差が出たときに、その差は本当にクスリによってもたらされているかが問題なのです。どんな物質でも思い込み効果によりある程度は効果が出るのは先ほど述べたとおりです。

ただ、そのクスリが思い込み効果で効いても、二重盲検試験で偽薬より効果があるように見せかけることは可能なのです。そのカラクリは前述の捏造操作や試験期間のごまかしに加え、背景因子の存在があります。

試験のグループというのは無作為で分けてもなにかしら特徴は存在します。残念ながらこういう試験ではその背景因子をすべて特定するのは困難であり、背景因子は無数にあるのだからなおさらです。しかしそこで背景因子に明確な違いが生じてしまう（無作為なのでたまにある）と、クスリが有効でなくても有効であるかのようなデータが出ます。

たとえば無作為に分けたAグループ（偽薬グループ）とBグループ（効かないクスリグループ）で、よく調べたら砂糖をAグループがBグループより20％多く食べていたと仮定します。砂糖が猛毒であることについてはもはや説明しませんが、この条件だとAグループのほうが、悪くなったりクスリを飲んでも効きにくい要素が増えていると考えられます。この状況で二重盲検試験をしてしまうとクスリは効かない物質でも、Bグループのほうが効果があるように見えます。これでも効くという論文ができてしまうのです。

どんな検査をしてもそういう検査結果になりうるじゃないか、とツッコミを入れたくなる人がいるでしょう。

そのとおりです。実はここからが医療行政の闇なのですが、世界で最初に認可が通る米国FDA（食品医薬品局）などの場合、製薬会社自身が論文を認可機関に提出すればよく、それは基本的に二つの肯定的な論文であればいいことになっています。自分のクスリを売り込む立場の会社が論文を書く段階で、何が起こるか想像がつきませんか？

違う言い方をすれば、どんな否定的な研究結果が何百あっても関係なく、製薬会社は数打ちゃ当たるで研究を組み立てれば、いつかは効いた研究結果ができるのです。

もちろんこの手法だけではなく前述したものを巧妙に組み合わせて、効かないものを効いたということにできます。

「ワクチンは効果がない」と言うと、こんなことも知らない人々が、効くという論文があるだの、やれ陰謀論だのというのです。

このほかにもいろんな騙しテクニックがあるのですが（たとえば試験日数を操作するなど）、こうやって作られてきた科学的根拠、データ、ソースなどという概念が普及しているからこそ、人々の病気は治らず、医療費は増え、みな病院通いで薬漬けなのです。その科学的根拠、データ、ソースが間違っているからこそ今の状況なのです。

◉そのスポンサーは誰？

まず事実を見極めたいと願うなら単に観察することです。

あなたの周りでワクチンを打って感染症にかかっている人がいませんか？

効くといわれている抗ガン剤でいったいどれだけの人が亡くなっていますか？

精神薬を飲んでいる人はどんな顔貌や風貌をしていますか？

精神科にかかっている人でクスリを飲まずに社会復帰して元気でいる人がいったい何人いま

すか？　そしてその人の昔の様子はどんな感じだったのですか？

ワクチンについて述べるなら、小児科医や薬剤師はみなさんに効くという論文や研究を紹介するかもしれません。その効くという論文はこれまで紹介したような裏があるわけですが、そんなことを彼らは知りませんし知っても認めようとはしないのです。小児科医や薬剤師にとっては子どもが病気になってもらわないと儲からないのですから。

しかし、世の中にはこの本に記載されているような逆の研究も数多く存在します。それを両方見るとなるともう一般人には判断がつかなくなりますね。

ではどうすればいいのでしょうか？

で、最初の話に戻るわけですが、ワクチンを考えるときにもっとも重要なことは科学で見ることではありません。科学的なことはもちろん紹介しますが、それはオマケなのです。

まずワクチンでもクスリでもなんでもそうですが、最初に見るところはスポンサーです。

論文や学会やシンポジウムのスポンサーが誰であるかを見るのが基本中の基本です。

次にどこからもスポンサーされていない論文や研究をよく見ましょう。海外では独立系の研究機関も多く、市民の寄付で成立していたりしますから、スポンサーに左右されません。日本の新聞やメディアの腐敗ぶりは著しいですが、理由の一つはスポンサーの意向には絶対服従であり、事実を表に出すことさえ許されないからです。それと同じ構図は医学界の中にも根づいており、医学はもともと人を助けるものではないということから考えられるようにならないといけないわけです。

データはまったくあてにならないという視点を持ってデータを見る、そうすれば本書に書いてあるような情報を、自分で見つけられるようになることでしょう。

【ワクチン不要論❷】

科学的な根拠やデータは、検査方法によっていくらでも捏造したり操作したりできるため、過度に信じることはできない。

ワクチンを考えるときにもっとも重要なことは科学で見ることではなく、その研究のスポンサーである。論文や学会やシンポジウムのスポンサーが誰であるかを知ろう。

さらに事実を見極めたいと願うなら、単に観察することである。

あなたの周りでワクチンを打って感染症にかかっている人がいないだろうか？

3 ワクチンの構成成分について

◉ワクチンは何でできているか

さて、では少しずつ本題であるワクチンとは何かについて考えていきましょう。

まず一般市民の人たちに私が知っておいてもらいたい初歩的なこと、それはワクチンが何でできているかということです。ちょっとした人なら材料が何かくらいは考えますが、最近は食べものの中身さえ考えない人が増えましたから悲しいことです。

あなたが親であり祖父母であり、あなたの子どもや孫が大事だと思うなら、自分で調べてみることにしましょう。

ワクチンは以下のような成分でできています。それは公式文書（添付文書といいます）にも記載されている初歩的なことであり、それを見て一般市民の大半は打つ気がなくなってしまうことでしょう。

▼水銀

水銀は神経毒であることが十分に立証されていますが、依然として世界中のインフルエンザワクチン（複数回接種タイプ）に入っています。あらゆる金属の中でもっとも有害性の高いものが水銀であり、水俣病でその怖さはご存じの方もいるでしょう。その他のワクチンにも水銀が残留しているものがあり、子どもの水銀許容量は比較的低く、ワクチンを打つだけで水銀を多量に摂取してしまいます。またこの水銀は食べるのとわけが違い、食べるより格段に吸収されることになり、免疫の異常をもたらすこと、一番は脳に溜まり脳の異常をもたらすことがわかっています。

▼アルミニウム

骨、骨髄、脳の変性を起こす可能性のある毒です。非常に水銀との相性が悪く、毒性を増強することがわかっています。ワクチンの危険性をもたらすものとして、アジュバント（免疫増強剤）について知っておかねばいけませんが、子宮頸がんワクチンをはじめとする最近のワクチンには、アルミニウムアジュバントが添加されています。アジュバントの働きでワクチンの有効成分が、より長く体内に残留しワクチンの効果を増すというのが建前です。本当は免疫の効果を増すのではなく免疫を暴走させるだけです。

アジュバントには沈降性タイプと油性タイプの２種類があり、沈降性アジュバントの代表格が水酸化アルミニウムです。この水酸化アルミニウムは脳の運動ニューロン死滅作用が強いことがわかっています。油性タイプの代表格がこれまた子宮頸がんワクチンなどに含まれている「ＡＳ０４」です。ウイルスなどを油膜で包むことで長く残留させる作用があります。

▼グルタミン酸ナトリウム（ＭＳＧ）

いわゆる調味料などに入っている成分ですが、覚せい剤と似たような組成と作り方になっており、危険極まりない物質であることはまだまだ知られていません。私が住んでいるハワイや米国では、かなり多くの食品やレストランで「ＮＯ　ＭＳＧ」と書かれており、危険性がある程度認知されていることがうかがえます。これがワクチンの中に入っていると容易に脳関門を通り越し、脳に影響を与え、てんかんやけいれんや食欲中枢の破壊をもたらします。

▼ホルムアルデヒド（防腐液）

いわゆるホルマリンというやつですね。発ガン性物質として有名な物質であり、シックハウス症候群などを起こす物質としても有名です。つまりホルムアルデヒドが入っているだけでアレルギーやアトピーはかなり増しますし、ワクチンは免疫に直接的および間接的に作用するので、ワクチンによって引き起こされたアレルギーやアトピーは、単に食を変えても治りにくいことが多いのです。

▼ポリソルベート80、ツイーン20など

これは合成界面活性剤という物質です。水と油を混ぜるために使うのが合成界面活性剤の基本用途ですが、これは種々の場所で体のバリアを壊します。合成界面活性剤というと経皮毒に代表される洗剤やシャンプーやリンス、化粧品などによく入っているといわれ、皮膚バリアを壊すと指摘されてきました。

またポリソルベート80はメスのネズミで不妊症、オスのネズミで睾丸の萎縮を引き起こすことがわかっており、ネズミにおいて注射部位のガンを発症することもわかっています。このような成分を入れていることから、一部の事情通の間ではワクチン＝不妊促進＝人減らし（人口削減）のためと言われてきました。

▼猿、犬の腎臓、鶏、牛、人間の胎児細胞や遺伝子。豚や牛から作ったゼラチンなど

ワクチンに細胞や遺伝子が入っているのはウイルスを培養するときに、このような動物性の細胞を使うからです。それがそのまま注射の中に入っており、アナフィラキシー反応やアレルギーなどを起こすことがわかっています。

本来私たちは肉や魚を食べますが、口から胃腸を通って吸収されるものはそんなに害はありません。しかしこれが注射として入ってくると本来の経路と違いますので、これは猛毒になります。ゼラチンは三種混合ワクチン、水疱瘡（みずぼうそう）と帯状疱疹のワクチンなどにも入っているようです。

▼ワクチンの材料である動物細胞の培養で生じた細菌や野生のウイルス

これはほかの動物の細胞ということではなく、その細胞に寄生していたり未知のウイルスだったりが入ってくるということです。当然培養下にある動物は人間ではなく、免疫系はまったく同じではありません。キツネにはエキノコックスという寄生虫がいるのは有名ですが、人間にはエキノコックスはいないし、入ってしまうと感染症になってしまいます。エキノコックスはウイルスではありませんが、それと似たものが入ってくる可能性をいつも持っているのです。

ちなみに話題となった子宮頸がんワクチン「サーバリックス」は、イラクサギンウワバという害虫指定されているガの幼虫で培養されています。

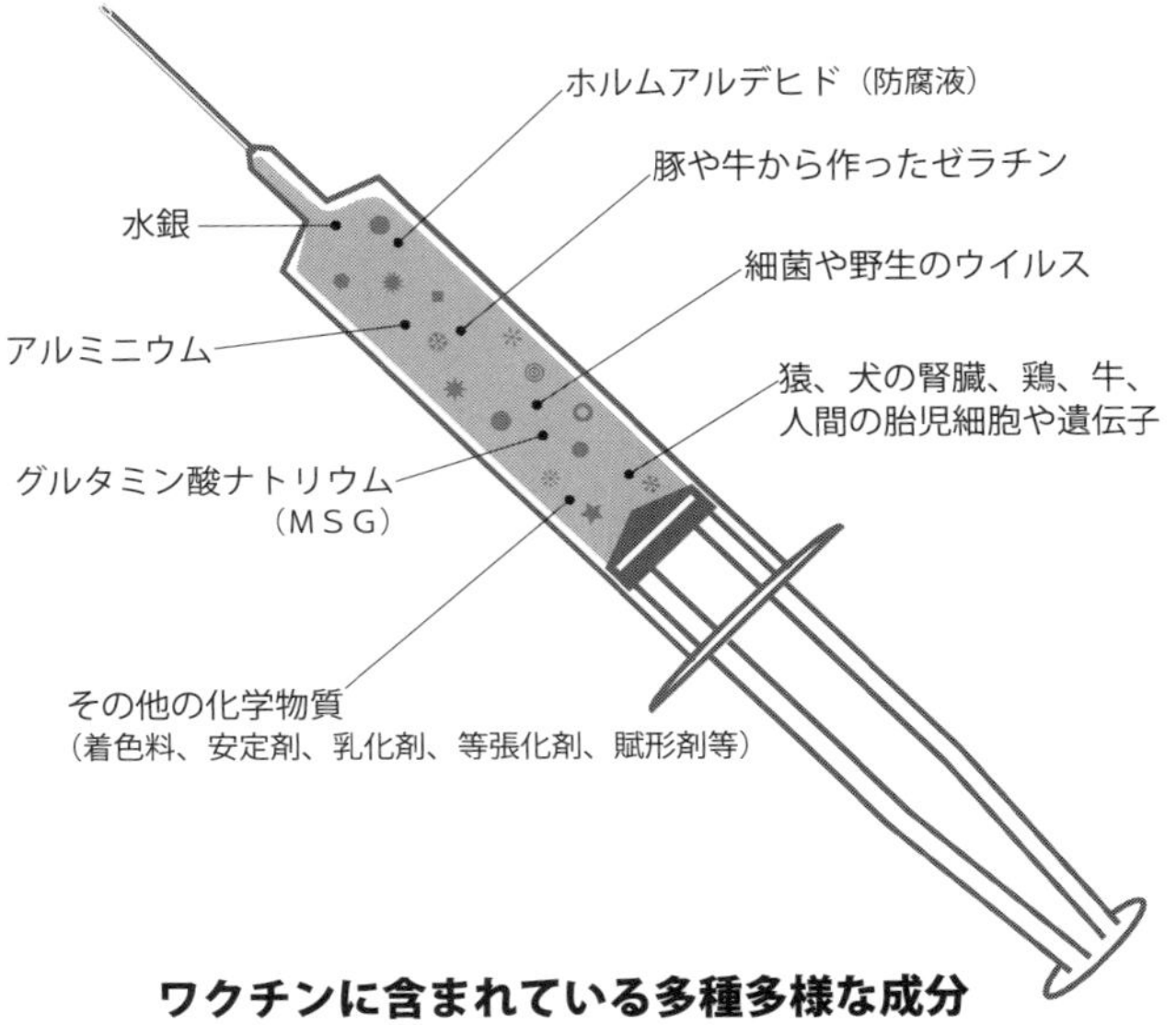

ワクチンに含まれている多種多様な成分

これら以外にも添加物や抗生物質なども入っており、材料を見るだけでも打ちたくないという気持ちが出てくるのが自然です。

しかし日本でも定期接種がどんどん増えてきており、接種年齢も引き下げられています。一番接種数が多い米国では、数十回の接種と１００種類以上の有毒物質を取り込むことがわかっています。

また、ワクチンは子どもに打つから安全性が高いと思われているようですが、ワクチンは基本的に劇薬指定されています。

劇薬とは「『毒薬』に次いで生体に対する作用が強く、過量に使用すると、きわめて危険性の高い医薬品」であり、

「一般的には、①微量でも致死量となるもの、②中毒作用のあるもの、③蓄積作用が強いもの、④薬理作用が激しいもの――などを指し、取り扱い・保存に厳重な注意が望まれ『薬事法』で規定されている」などとあります。

ワクチンはいわゆる劇薬であり、重大副作用として以下のようなものが、添付文書に記載されています。そもそも副作用といいますが、私は患者教育するときに副作用という言葉は使いません。これらはすべて作用です。医者や薬剤師が自分に都合のいいことを言うため、作用や副作用という言葉を分けて印象を緩和しているだけです。

◉ワクチンの作用

では、ワクチンにはどんな作用があるのでしょうか?

①ショックなど:「ショック(血圧・脈拍低下、死ぬ場合も)、アナフィラキシー様症状(急性薬物アレルギー、死亡リスク)、じんましん、呼吸困難、血管浮腫など……」

②脳脊髄炎:急性散在性脳脊髄炎(ADEM)があらわれる(当然、死の危険もある)。

③ギランバレー症候群:「頻度不明」

④**けいれん**：これも「頻度不明」（以下⑤～⑪も同様）。けいれん、熱性けいれん（発熱を伴う）があらわれることがある。

⑤**肝機能障害**：肝機能障害、黄疸、GOTなど肝機能値の上昇などが起こる。

⑥**ぜんそく**：ぜんそく発作を誘発することがある。

⑦**血小板減少**：血小板減少（血小板は出血を止める作用がある。減少すると内出血が起こる）、続いて血小板減少性紫斑病、紫斑（紫色の皮下出血）、鼻出血、口腔粘膜出血……など。

⑧**血管炎**：アレルギー性紫斑病、白血球破砕性血管炎、血管炎……これらは激しいアレルギー反応で発症する。

⑨**間質性肺炎**：間質性肺炎があらわれることがある。発熱、咳、呼吸困難など臨床症状に注意する。

⑩**脳炎・脳症**：脊髄炎、脳炎、脳症があらわれることがある。

⑪**皮膚がズルズル**：皮膚粘膜眼症候群があらわれることがある。皮膚や粘膜が水ぶくれからドロドロに溶けていく症状のこと。

またほかの作用として次のようなものもあげられます。

・アレルギーとアトピー性皮膚炎

・関節炎
・自閉症
・乳幼児にプロトンポンプ阻害薬の投与が必要となる胃酸の逆流
・ガン
・糖尿病（乳幼児、児童）
・腎臓の病気
・流産
・さまざまな神経疾患と自己免疫疾患
・乳幼児突然死症候群（ＳＩＤＳ）

ほかにも、まだまだあり、あげていけばきりがありません。これはすべて公式添付文書に記載されているものです。ぜひ自分でも現物を確かめていただければと思います。まずはここが初歩中の初歩です。

これを子どもに打って満足しているのが、この国の現状であり毒親の本性なのです。

【ワクチン不要論❸】

ワクチンには、水銀、アルミニウム、ホルムアルデヒド、その他の動物の細胞や野生のウイルスなどが含まれていることが、医薬品添付文書にも記載されている。

同様に「自閉症」「アレルギー」「糖尿病」など、たくさんの作用があることも添付文書に記されている。

4　ワクチンに関する歴史の嘘

◉「ワクチンが歴史的に感染症を防いできた」…本当にそうか？

さて材料について指摘をすると、必ずいくつもの反論を受けることになります。特に親たちは自分が正しいと思い込みたいので、どこまでも自分で調べることなく嘘をつきつづけます。そしてそのような親たちは俗説を信じ、権威を信じることしか頭にないという特徴があります。俗説の代表格は「ワクチンが歴史的に感染症を防いできた」というものでしょう。

しかしこれこそがワクチンマニア（推奨者や御用学者）が出してくる、巧妙な嘘の代表格です。最近、製薬会社の一番のターゲットはワクチンであり、豊富な資金で工作員を雇い、あらゆるところでワクチンに関する嘘をばらまいています。国家レベルでは製薬会社のロビー活動によって、あらゆる政治家が誘導されて強制化をもくろんでいます。

どこが嘘なのか簡単に見ていきましょう。

そもそも感染症やワクチンの領域で有名なエドワード・ジェンナーは、「牛痘で天然痘が予防できることを証明した」としましたが、これがそもそもの嘘なのです。

たとえばユースタス・マリンズによる著書『医療殺戮』（ともはつよし社）には「専門家の中には、さまざまな要因により――天然痘はいずれにせよ18世紀には自然消滅していた」という記載があります。それだけならまだしも「種痘（天然痘の予防接種）が天然痘を拡大させた」というのが真実だったらどうでしょうか。

たとえば「普仏戦争（１８７０～71年）のあいだ、ドイツ軍兵士全員が天然痘予防接種を受けた。その結果、壮健な5万３２８８人の兵士が天然痘にかかり、死亡率も高かった」（マリンズ）という記載があります。つまり予防接種は天然痘を防がないばかりか、むしろ天然痘を増やした可能性があるのです。

◉種痘ワクチンで天然痘が大発生

また英国では種痘接種が広まってから天然痘の流行が始まったことが、公式に報道されています。その大流行のため2万２０８１人が亡くなっており、結局、英国政府は１９４8年に種痘の禁止に追い込まれています。この時点で、英国は種痘に天然痘の予防効果はないことを認めているのです。それどころか「天然痘大流行の元凶でもある」ことを隠しきれなくなったわけですが、それでも英国が種痘を禁止した１９４８年以降も、敗戦国日本はＧＨＱ（連合軍総司令部）に種痘接種続行を強要されました。日本での廃止は１９７６年と英国に遅れること28年となっています。

日本でも明治に種痘ワクチンを導入したところ、逆に天然痘が大発生し、１８９２年には16万５７７４人の患者が発生し、３万人もの人が亡くなったという記録があります。

ドイツでも戦前からジフテリアなどの強制的予防接種を採用していました。ところが１９３９年、ナチス政権時代には、ドイツではジフテリア患者数が15万人と天文学的に増大したことがわかっています。

これに対して予防接種をまったく導入していなかったノルウェーでは、同じ時期に患者数はわずか50人だったのです。予防接種が効かないばかりか天然痘やジフテリアの根絶には何の役にも立たず、むしろ増やしている様子がうかがえます。

◉「ワクチン接種は狂気の沙汰」

米国でも皮肉な結果が出ています。ポリオ予防接種を義務化した州では、ポリオ患者が逆に７００％も増大していることが記録に残っています。

「ポリオの『免疫血清』は、ルーズベルト大統領がこれを承認した当時、すでに危険で無益なものであることがわかっていた」（マリンズ）とあり、「実際には、米国における全ポリオ患者の原因は、ワクチンにある」とＣＤＣ（米国の疾病管理センター）も公式に認めています。

また「１９７９年以降、米国では自然発生型あるいは野生型のポリオウイルスに起因するポリオ患者の症例は一つも見られていない」（「ワシントン・ポスト」１９８８年1月26日）と報道さえされています。

しかし、奇妙なことにポリオ予防接種は中止されることなく、続行されました。しかし、これは奇妙なのではなく、効くワクチンなど普及させてはいけないということです。医療界は儲からなくなりますから。

１８７６年、ジェームズ・ウィルキンソン博士は、「ワクチン接種は、まさに狂気の沙汰と言うしかない。これは、純粋な殺人である」と断言しています。

１８９９年には、アルフレッド・ウォレス教授が、その著書の中で、「ワクチンに効果があるというのは幻想だ。それを法的に強制することは犯罪である」と述べています。

１９２０年に発行されたチャズ・Ｍ・ヒギンズ著の『ワクチンの恐怖』の中で、ニューヨーク市民の死亡診断書を15年間にわたり入念に調査した結果、天然痘の死亡者数よりも、天然痘ワクチン接種による死亡者数のほうが毎年桁違いに多いことが指摘されています。そして、一般市民や兵士に対するワクチン接種の法的強制をただちに廃止するよう政府に呼びかけています。

１００年以上も前からワクチンに効果がないことやその警告は行なわれてきましたが、これに対し学会や製薬会社や政府は隠蔽と捏造を繰り返してきたのです。

◉感染症を防いできたもの

世界中で感染症を防いできたのはワクチンではなくインフラ整備による環境改善、および市民や貧困層の人たちの栄養状態改善であることは、私だけでなく多くの識者が述べていることです。

そこに救急医療の発展や抗生物質の開発が少し重なりますが、これは主因ではありません。

確かに世界において感染症死は減ってきましたが、ワクチンの嘘が巧妙なところは、当初からワクチンは用いられていないか、用いられても感染症を逆に増やし被害を出してきたのに、ワクチンマニア（推奨者）がその経緯を決して語らず、最初と最後の数字だけを出して、「ワクチンが感染症を防いできた」とするところにあります。

たとえば１００年前に1万人の感染症患者がいて、現代でそれが１００人に減ったとすると99％の感染症減少率で、それはすべてワクチンのおかげだと述べるわけです。しかしそのワクチンがどのタイミングで導入されたのかも、ほかの要素がどれくらい関係しているのかも決し

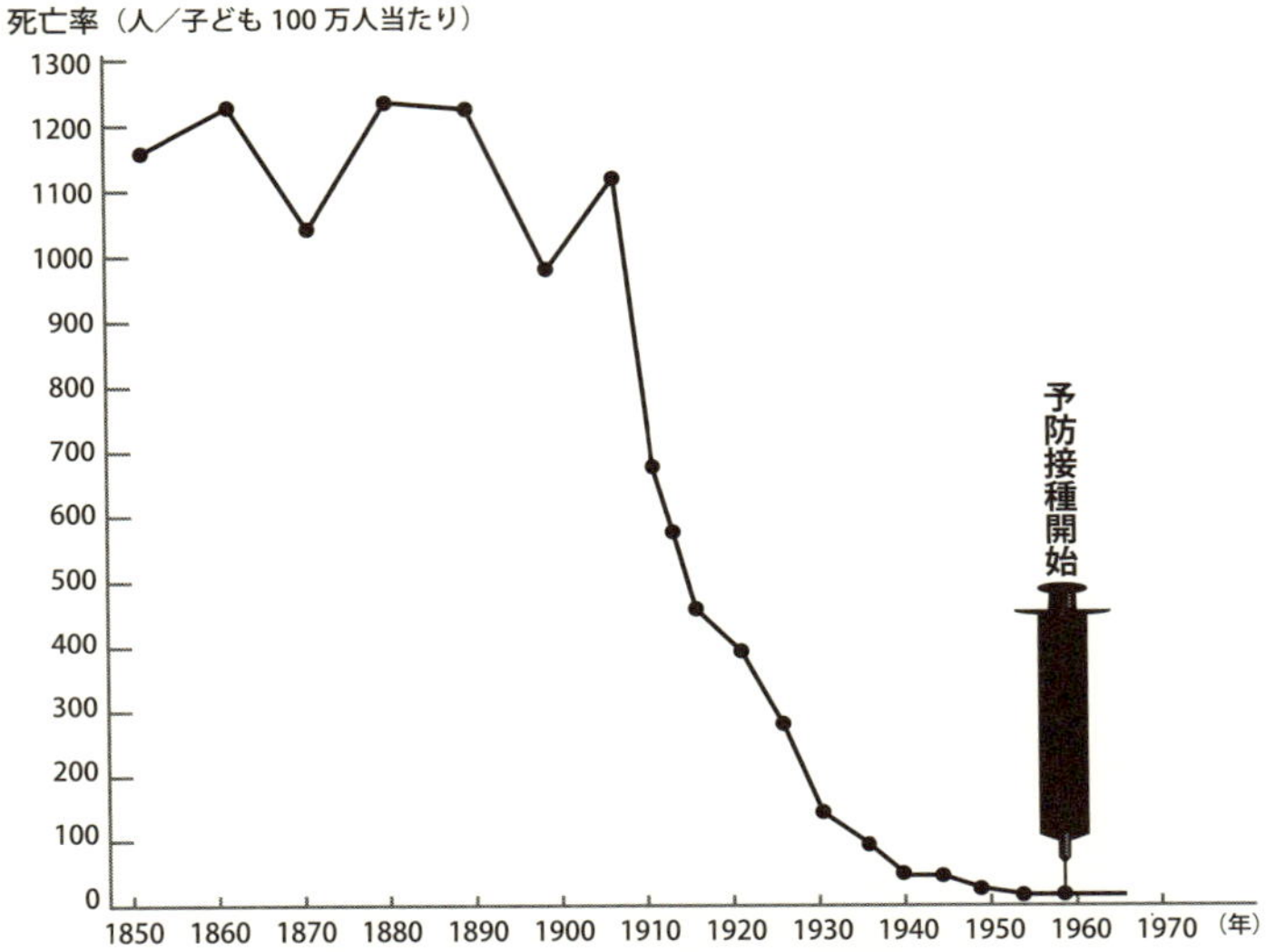

麻疹における15歳以下の子どもの死亡率

て述べません。ほとんどのワクチンは感染症が99%以上減ってから導入されています。麻疹（はしか）や風疹やおたふく風邪、ジフテリアやポリオやヒブや日本脳炎などはその典型です。

ここでも事例を一つだけ示しましょう。この図表はイングランドおよびウェールズの研究です。縦軸は死亡率であり横軸は年代です。１８５０～１９００年くらいまでは麻疹でも死亡率が高かったことがわかります。

この時代にガンや心筋梗塞などはほとんどありませんから、主たる死因は外傷か感染症か老衰か、貧困による栄養失調か戦争による死くらいになります。しかし１９００年くらいから産業革命の影響などもあり、急速に死亡率が低下してきます。

一番の理由はこれまでに示してきたように、インフラ整備による衛生状態の改善と栄養状態の改善です。減ってきているタイミングのどこにもワクチンはないのです。しかし感染死亡率が激減しても、ゼロにはなりません。その段階からワクチンが導入されるというパターンなのです。つまりワクチンが感染を防いできたわけでもなんでもないのに、最初の数字と最後の数字だけ取りあげれば無知な日本人を騙して、「ワクチンが99%も感染症を減らした」と言うことができるわけです。

ワクチンの問題は感染症の問題であり、感染症の問題は人類の普遍の問題であると同時に恐怖の問題でもあります。それを医学界と製薬会社は利用しているのです。もしあなたが感染症のリスクを下げたければ、ワクチンを打つ前に〝常識〟を排して自分で調べる必要があるのです。

【ワクチン不要論❹】

ワクチンマニア（推奨者や御用学者）がつく巧妙な嘘の代表格が「ワクチンが歴史的に感染症を防いできた」である。感染症の問題は人類の普遍の問題であると同時に恐怖の問題でもあり、それを医学界と製薬会社は利用し、ワクチンを売り伸ばしつづけている。

しかし、世界中で感染症を防いできたのはワクチンではなく、インフラ整備による環境改善、および栄養状態改善によってである。

5 ワクチンが効かない理由

◉免疫についての錯覚

では、なぜワクチンは効かないのに効くというふうに捏造されているのでしょうか？　それ以上に不思議なのは、なぜ効かないのに一般市民は効くと信じてしまうのでしょうか？　そこには市民が洗脳されやすいという問題だけではなく、免疫というものに関して錯覚があるからです。

何が錯覚なのでしょうか？　それは人体の免疫というものは多種多様な構造をしており、それらがすべて機能しないと本質的な免疫にはならないということです。

この多種多様な構造は本当に感染したときに形成されます。これを免疫の世界では「獲得免疫」と呼ぶわけです。

獲得免疫の代表が、はしかやおたふく風邪にかかると、もうかからなくなるというアレです。

だから昔はかかった子がいると、避けるのではなくむしろかかりにいけと言っていたわけですね。これはちゃんと理にかなった行動なわけです。

しかしワクチンは感染の手順をすっ飛ばします。気道の感染症であれば、鼻や口やのどが第一関門であり、そこでも免疫とウイルスは闘っています。この闘いによって情報をあらかじめ体に教えるという役割も担っています。

胃腸の感染症であっても、胃酸で細菌やウイルスを殺すわけですが、それでも生き残る細菌やウイルスがおり、これもまた胃腸の中で闘いつづけています。これによっても免疫は獲得されており、さらに体の中（細胞や血流の中）に入ってくると、今度は免疫細胞や抗体などが働き、さらに発熱により免疫能を上げていくわけです。これは誰でも学べる免疫の基本です。

ウイルスが入ってくると体は発熱するわけですが、これはウイルスが平熱よりも高体温下では生きていけないからです。

もう少し医学的に説明すると、ウイルスに罹患して体内のマクロファージなどが相手をするわけですが、ウイルスなどを取り込んでサイトカインを放出します。サイトカインは、インターロイキン、インターフェロン、ＴＮＦなど多種のものがあり、サイトカインはプロスタグランジンＥ２の産生を促し、プロスタグランジンＥ２が視床下部に届くと、体温調節中枢は発熱を促すわけです。これらはすべてウイルスと闘うための防御機構であり、解熱薬はこの防御機構を阻害するので飲んではダメという話になります。風邪薬は効かないというやつです。

◉ワクチンを打つことでかかりやすくなる

ワクチンには大きく分けると三つの種類がありますが、これについては後述します。種類が違えば少しコンセプトは変わりますが、基本的にワクチンというクスリの考え方は、少量の病原体を入れることで免疫を刺激するということです。

これだけを聞くとまるでいいように感じますが、これが効果を発揮するのは自然に感染するからです。そうではなく「人工的に作られたウイルスに」、「途中の経路をすっ飛ばして」、「感染したようにみせかける」と、不完全な抗体だけが作られることとなり、むしろ人体はその感染症にかかりやすくなったり、かかっていても放置してしまうことになります。これを「修飾感染」とか「修飾免疫」などと呼ぶことがあります。

実際に小児科医であっても保健師であっても教師であっても公務員であっても、こんなことさえ知らないでワクチンを強制してくるのです。

みなさんもおかしいと思ったことはありませんか?

感染症にかかるかどうかを判断するとき、抗体検査が陽性か陰性かでしか判定しませんね。

しかし免疫というのは抗体だけで形成されているものではないうえに、ワクチンを打った人の場合、抗体陽性でもかかっている人が多いです。

ぜひ周りの方を観察してみてください。たとえばインフルエンザワクチンを打ったのにインフルエンザにかかってしまったという人を知りませんか？　ほかの感染症でも同じですが、実はこれはワクチンを打つことによって中途半端で役に立たない免疫を作り、むしろかかりやすくしてしまっているのです。

◉「宝くじ以下」のインフルエンザワクチン

ほかにも効かない理由があります。この場合はインフルエンザがわかりやすいです。

通常、インフルエンザというとA型とB型があるのはご存じでしょう。C型は幼児のみ感染し、ほとんど流行しないといわれます。

インフルエンザのウイルスはウイルスのトゲの形によってH○N○型などと名づけられます。ウイルスは球形にトゲが生えたような格好で、Hはヘムアグルチニン、Nはノイラミニターゼといいます。Hは16種類、Nは9種類あり、それらの組み合わせになるわけです。

このようなウイルスの場合、組み合わせが非常に多種多様で、それらのウイルスごとに少しずつ違い、免疫反応も異なるということが重要なのです。特にインフルエンザウイルスは速いスピードで小さな変異を繰り返すことが有名で、だから1年前にインフルエンザにかかっても、獲得免疫＝終生免疫が働かずまたかかってしまう人がいるわけです。

これらのすべてを網羅したワクチンなど、たとえワクチンが効くと仮定したとしても作りようがありません。インフルエンザワクチンを作るのには約半年、ウイルスの選定から入れると約1年かかると言われ、流行と違うワクチンを打っても当然効きません。このことからインフルエンザワクチンが効くことなど宝くじ以下と表現されるわけです。

◉「抗体ができた＝抵抗力がついた」という誤解

さらに気道感染系のワクチンの場合、ほかにも効かない理由があります。

たとえばインフルエンザウイルスは、鼻やのどから感染することがほとんどですが、鼻水や唾液に含まれる細胞性免疫のＩｇＡ（抗体の一つ）も働いています。抗体にもいろいろ種類があるわけです。

しかしワクチンで作られる抗体は、当たり前ながら血中の抗体だけで、免疫系全体がしっかり働いてくれません。これは御用学者でさえ部分的には認めているところです。だからこそ「防げないけど軽くする」などという嘘をつくわけですが……。

先ほども書いたように、人間の体が病原菌やウイルスから体を守る免疫は、抗体だけでなく粘液や唾液であったり、マクロファージであったり発熱であったり、さらに言えば相互の情報伝達にあるわけです。

だから終生免疫は獲得されますし、終生免疫がないものは体の全部を使って免疫を上げるわけです。ウイルスなどがいきなり血液中に入り込むことはまずないことで、まれにありうるのは蛇に噛まれたり、蚊に刺されるくらいでしょう。

このような生物の原則を無視し、製薬会社や小児科医たちは抗体ができた＝抵抗力がついたとしていますが、本当は抗体ができたからといって抵抗力が上がったことにはなりません。一般人はこれにコロッと騙されます。そこに科学的とつければトドメですね。こうやって「ワクチンは効く」という洗脳奴隷が量産されていくわけです。

【ワクチン不要論❺】

「ワクチンが効かない」理由はいくつもあるが、免疫についていえば、免疫の構造は多種多様であり、本当に感染したときにのみ形成される。

「人工的に作られたウイルスに」「途中の経路をすっ飛ばして」「感染したようにみせかける」ワクチンでは、不完全な抗体だけが作られることになり、人体はむしろ感染症にかかりやすくなる危険すらある。

6 ワクチンにはどんな種類があるか

◉3種類のワクチン

ワクチンの種類というと、一般の人は何のウイルスに使うワクチンかで考えるでしょう。それは間違っていないのですが、それ以前にワクチンの種類を考えるとき、3つの分け方があることを知らないといけません。

ワクチンとは簡単に言えば、病原体を体に注射する毒物ですが、このワクチンの毒の種類には大きく分けて、

①弱ったウイルスをそのまま打つ「生ワクチン」

②ウイルスが死んでしまい（殺してしまい）活動しなくなったものを打つ「不活化ワクチン」

③ウイルスが持っている毒素だけを無害化して打つ「トキソイドワクチン」

の3種類があります。

生ワクチンは生きている病原体を使い、「既存科学の嘘丸出しな理屈」上では不活化ワクチンに比べて、免疫力が強く免疫の持続期間も長いとされます。逆に言えば作用が強いため、次に種類の違うワクチンを接種する場合、27日間以上間隔を空ける必要があると定められています。

不活化ワクチンは体内で増殖することはありませんが、「既存科学の嘘丸出しな理屈」上では弱いと考えられているので、数回の接種が必要となります（私に言わせれば、お金儲けのためです）。作用が弱い分、次に違う種類のワクチンを接種する場合、6日間以上間隔を空ければよいと定められています。

この不活化ワクチンに、全体菌ワクチン（加熱処理などして毒性をなくした病原体全体を使ったワクチン）とコンポーネントワクチン（病原体の一部分を用いたワクチン）とリコンビナントワクチン（病原体の遺伝子組み換えを行なったワクチン）があります。

全体菌ワクチンは百日咳・日本脳炎・インフルエンザ・A型肝炎ワクチンなど、コンポーネントワクチンは肺炎球菌・髄膜炎菌性髄膜炎ワクチンなど、リコビナントワクチンはB型肝炎ワクチンなどがあります。

最後にトキソイドワクチンは毒素のみを取り出し、さらにホルマリンで無毒化したワクチンです。数回の接種が必要になることは不活化ワクチンと同じであり、6日間以上の接種間隔を空けるのも同じです。

◉なぜ、ワクチンを打っているのに病気にかかるのか?

さて、これが大きく3つの種類で、まずこの時点でおかしいと思わないといけません。先ほども書きましたが、ワクチンが体に入ってくるときにどんな形で入ってくるのでしょうか?

ふつうは、大半のウイルスは生きたまま粘膜などを通り越して入ってくると考えることでしょう。

それでだいたい間違っていません。あとは、一部が胃酸などで死んでしまい腸の中に流れてくるものもあります。しかしこれも死んでしまえば腸の中に自主的に入ってくることはほぼありません。

本来、免疫とは体に対しての異物を排除するのが役割ですが、たとえば胃酸で死んでしまったウイルスというのはどれくらい害毒でしょうか? おそらくそれは大したものではないと推測されます。

つまり何が言いたいかというと、死菌やトキソイドがそのまま体(この場合、皮膚の中や血の中)に入ってくること自体が、本来の経路を通っていない異常な状態だということです。菌が本来入ってくるなら生菌がそのまま入ってくるか、死菌が腸の中などを一部通ることで、体の免疫は記憶したり反応できることになります（腸はそのような機能を持っています）。注射でこれを打つとどうなるかというと、前述したように通常の免疫をすっ飛ばして入ってきますので、本当の免疫にはならないのです。

通常のワクチンの科学では、弱ったウイルスや死んだウイルスを打つと、そのウイルスに対しての抗体ができ（一応死んでいても作ります）、のちにそのウイルスに感染したときには、以前にできた抗体があるので、似たような同種のウイルスが来ても抵抗しやすくなるというのが理屈です。

ではなぜ、あなたの周りにワクチンを打っているのにかかっている人がいるのでしょうか？

なぜ昔は防げると言っていたのに、最近になって「防げないが軽くする」と言い出したのでしょうか？

なぜ本書にあるような「効かない」という多くのデータが残っているのでしょうか？

それはこの抗体は本質的には役に立たないことを示しているからです。

人体をいじくって抗体を見せかけ上作って、効くかのように錯覚させているのが、製薬会社と小児科業界の詐術であり、三種の分け方そのものが無意味なのです。

定期接種

生ワクチン……ＢＣＧ、ポリオ、麻疹風疹混合（MR）、麻疹（はしか）、風疹

不活化ワクチン……三種混合ワクチン（DPT）／二種混合ワクチン（DT）、日本脳炎、インフルエンザ（65歳以上、一部の60～64歳の対象者）、B型肝炎、水痘、肺炎球菌、B型インフルエンザ菌（Hibワクチン）

任意接種

生ワクチン……流行性耳下腺炎（おたふくかぜ）、黄熱

不活化ワクチン……インフルエンザ（定期接種の対象外者）、A型肝炎、狂犬病、コレラ、ワイル病、秋やみ、ＨＰＶ（ヒトパピローマウイルス）

トキソイド……破傷風トキソイド、ジフテリアトキソイド

定期接種ワクチンと、任意接種ワクチン

◉定期接種と任意接種

この三種の分け方以外に法律的な分け方として、「定期接種」と「任意接種」というものがあります。

定期接種とは、感染すると重症化したり、感染力が強く集団感染する恐れがあると国が定めたため（ウソですが）、国の法律（予防接種法と結核予防法）で決まった予防接種です。一定の年齢になったら予防接種を受けることを強く勧められていますが、法律的には強制ではありません。

ほとんどの場合、対象年齢の範囲であれば公費負担で受けることができます。この公費負担で親たちはコロコロと釣られていくわけです。

任意接種とは、受けるか受けないかは個人や親の判断にまかされている予防接種です。

これらは製薬会社の作ったワクチンによっても変わります。

たとえば子宮頸がんワクチンでも「ガーダシル」というワクチン（ＭＳＤ社）と、「サーバリックス」というワクチン（グラクソ・スミスクライン）があります。いわゆる商品名というやつです。入っている材料やウイルスも少し異なっており、これらをすべて説明すると、その説明だけで薬剤書ができる情報量となります。本書の目的はそこにはありませんので、詳しく知りたい方は市販の薬剤書などでご確認ください。

【ワクチン不要論❻】

ワクチンには「生ワクチン」「不活化ワクチン」「トキソイドワクチン」の３種類があるが、いずれの状態も不自然なかたちで人体に入り込むことになり、本当の免疫は構成されない。

本質的に効かないものを効くかのように錯覚させているのが、製薬会社と小児科業界の詐術であり、三種の分け方そのものが無意味である。

7「ワクチンが効かない」という研究❶

◉前橋医師会によるインフルエンザワクチンの研究

すでに昔からワクチンが感染症を防いだわけではなかったという話はご紹介しましたが、ここからは、実際に「ワクチンが効かない」という現代の研究を紹介していきましょう。

日本人が洗脳された奴隷であるということは何度も述べていますし、私は何をどうやっても日本人がその洗脳から逃げられないことを知っています。そのような人たちに一つ二つの研究を紹介したところで、また同じ反応（たまたまとか偶然とか作りごととか陰謀論とか）しか返ってこないのも知っています。

まあ、そんな皮肉はそろそろ終わりにして、一番初歩的な研究から紹介しましょう。

一番初歩といえば、やはり前橋医師会によるインフルエンザワクチンの研究ですね。

インフルエンザの学校での集団接種は、１９９４年以降全国で中止されているのですが、なぜかご存じでしょうか。

前橋医師会による調査で、インフルエンザワクチンに予防効果がないことが証明されたのです。非常に大規模で長期間にわたる疫学的データだったため、国も認めざるを得なくなってしまいました。

◉打っても打たなくても罹患率に差はない

この研究を簡単に説明しましょう。１９７９年にあるワクチン事故をきっかけとして一時集団接種を中止し、その後、前橋医師会が調査を始めました。そして約７万５０００人を対象に6年間にわたって前橋市とその周辺のデータをまとめたのです。

調査内容でいうと高崎市、桐生市、伊勢崎市の三つが、インフルエンザワクチンの接種を受けた市で、76%~90%くらいの接種率でした。

一方接種を受けなかったのは前橋市と安中市でこれはほぼ0%です。１９８４年と１９８５年のデータでは、まずワクチンを打っても打たなくてもほかの年と罹患率に大して差がないこともさることながら、まったく打っていない前橋市と統計上有意差がないばかりか、伊勢崎市などは接種を受けていない二つの市より罹患率が高いほどでした。

その結果、ワクチンに効果がないことがわかって、全国でインフルエンザワクチンの排除運

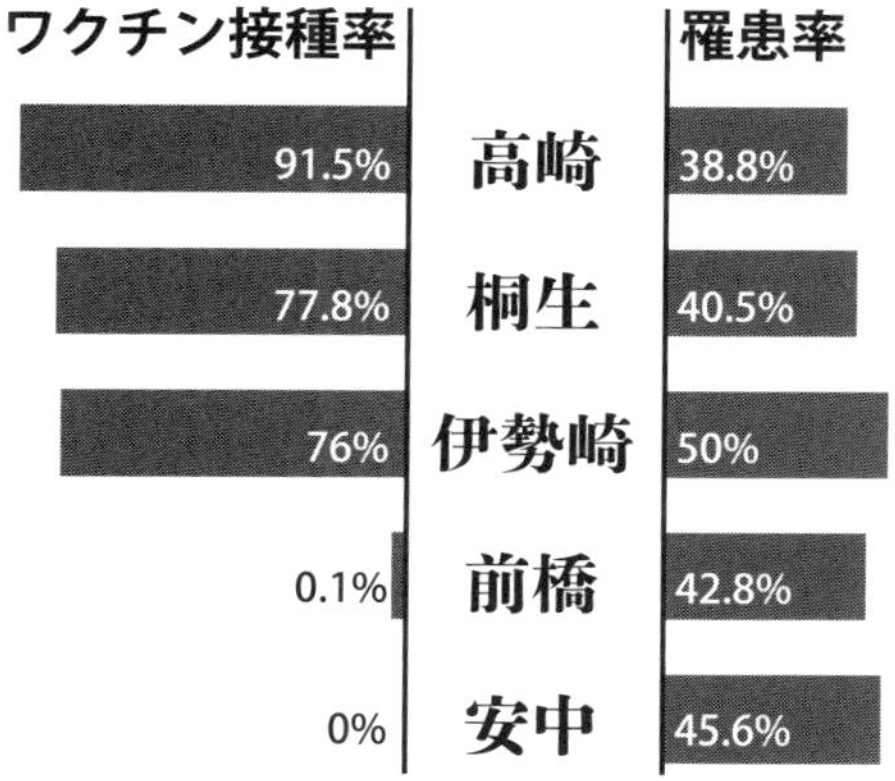

※日本（世界でも）唯一の前橋医師会による６年間にわたる調査データ

「前橋スタディ」は何を明らかにしたか？

動が起こり、１９９４年にインフルエンザワクチンの集団接種が中止されたのです。この結果、95年にはインフルエンザワクチンの接種率は激減しました。

しかし残念ながら、市民というのはどこまでも愚かな存在なのかもしれません。彼らはそんなことはすぐ忘れてしまい、また製薬会社や小児科医たちもそこにつけこんできます。５年くらいは接種率が減っていたのですが、過去のことなど持ち出させないようにして、再びインフルエンザワクチンを打つのは当たり前という風潮が作られていったわけです。

もう一つ、小児科医の山本英彦氏によるインフルエンザワクチンの無効性を示

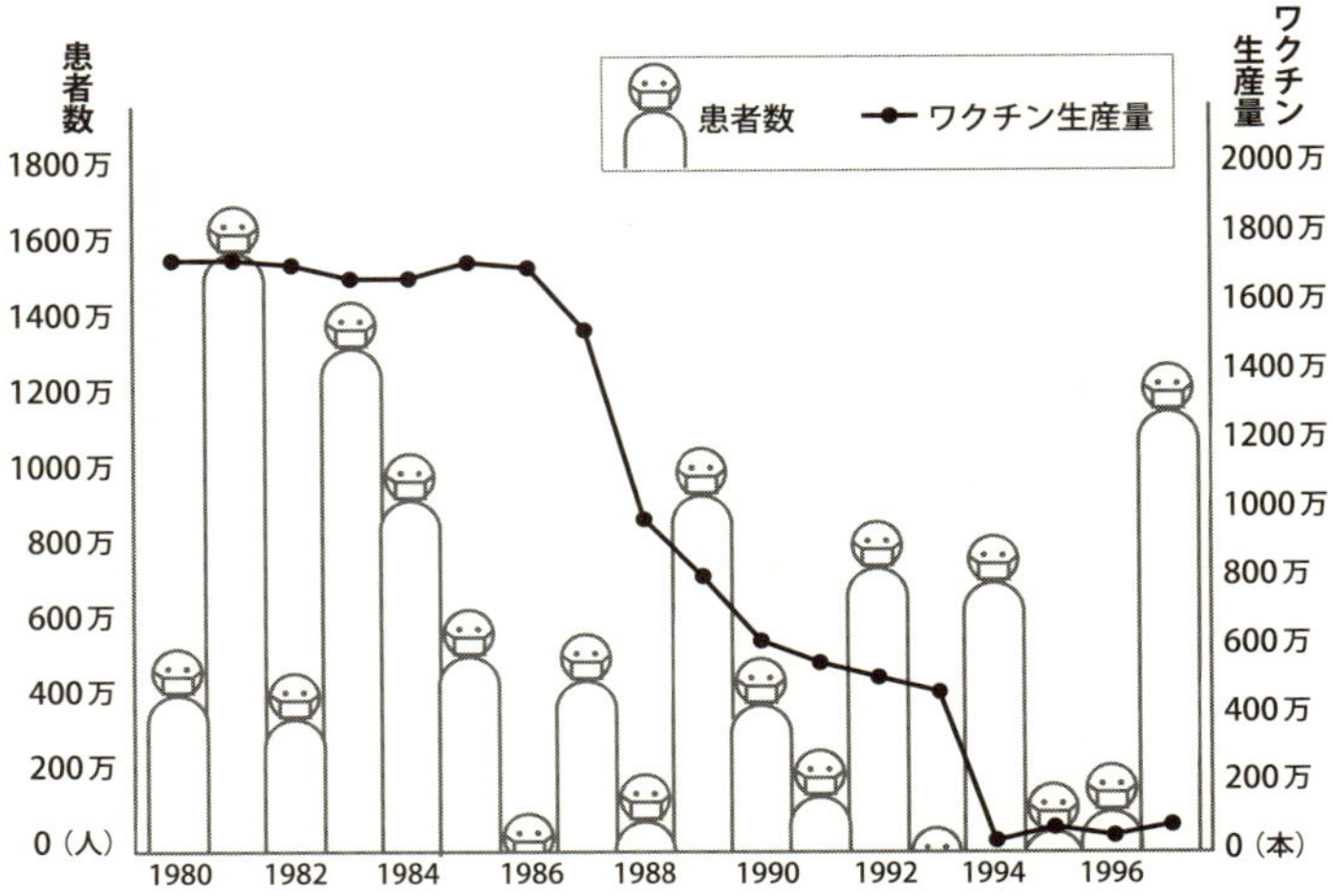

インフルエンザの患者数とワクチン生産量

す研究をご紹介しましょう。

棒グラフがインフルエンザの患者数で左の縦軸が人数です。折れ線グラフがワクチンの製造量であり右の軸が製造本数です。製造本数は打った本数に近くなりますが、打っても打たなくても患者数は影響を受けているとは言えません。つまり効果がないということで、流行などは別の要因が疑われます。1994年に製造量が激減したのは、先ほどお伝えした前橋レポートの公表もあり、学校での集団接種が中止されたからです。

◉ほとんど当たらないウイルスの予測

そもそもインフルエンザは変異が多いウイルスであり、ワクチンで効果など期待できようはずがありません。

たとえば1992～93年のインフルエンザシーズンの場合、ワクチン用のウイルスの予測は84％外れたというデータがあります。1994～95年のシーズンの場合、主要ターゲットにしたウイルス株は43％外れ、ほかの2つのウイルス株については、それぞれ87％、76％外れたというデータもあります。1997～98年のシーズンに出現したウイルス株を比較対照したCDC（米国疾病予防センター）の研究所は、84％の不一致があったことを明らかにしています。

また、カナダの研究では2004～05年のシーズンでインフルエンザとして検査を実施した6万8849件のうち、わずか14・9％がインフルエンザウイルスに陽性反応を示したことを伝えています。つまり残りの85・1％の標本はほかの病原菌によるものだったのです。

また次の2005～06年のシーズンにも6万8439件のインフルエンザ様感染症の検査結果があり、6580件（10・4％）がインフルエンザ陽性と確認されました。やはり残り（89・6％）はほかの病原菌だったのです。

◉インフルエンザの興味深いレポート

ここからの情報は情報源をばらすとその人が危険なため、まったくの匿名とさせていただきますが、多くの人の実感と非常にわかりやすく一致する内容になっています。

中京地方である学校の教師が実施したアンケート調査です。２年間の追跡調査で、それぞれインフルエンザワクチンを打った人、打たない人を検討し、インフルエンザワクチンを打ってインフルエンザにかからなかった人、インフルエンザワクチンを打ってインフルエンザにかかった人、打たなくてかからなかった人、打たなくてかかった人、もう覚えていないという人に分けます。

８０６人の調査の結果、ワクチンを打ってインフルエンザにかかった人が15・８％、ワクチンを打たないでインフルエンザにかかった人が８・２％という衝撃の結果でした。罹患率はある年は約９％であり、ある年は13％ちょっとでした。学校は一校ではなく複数校で実施したため、そのバイアスは少なくなっています。

ちなみにアンケートだけの結果ではありますが、「ワクチンを打って軽く済んだか」という質問に対して、「軽く済んだ」と答えたのは約１割しかいませんでした。ほとんどは「効果がわからない」という回答になっています。

前橋スタディにおいては打っても打たなくても有意差はないという結果でしたが、この結果は打ったほうが2倍近くインフルエンザにかかるということになっています。

◉ワクチンがインフルエンザを流行させている

もう一つ、面白いデータを紹介しましょう。

シーズン前にインフルエンザワクチンの接種を受けていた人で、その後、インフルエンザにかかった人の「呼気」から排出されるインフルエンザウイルスの量は、「接種していない人より6・3倍多かった」ことがわかったのです。これは「インフルエンザワクチンそのものがインフルエンザを爆発的に流行させているかもしれない」ことを示唆しています。

研究は米国メリーランド大学によるもので、米国科学アカデミー紀要に掲載されています。補足的に書くなら、この論文は「ワクチンの接種がウイルスの拡散を6倍に増大する」という内容ではなく、インフルエンザウイルスが咳やくしゃみよりも、通常の呼吸で拡散しているということを示しているものです。

米国では2017年にインフルエンザが流行しましたが、フルショット（インフルの注射）は多くの人が打っていて、スーパーや薬局でも宣伝されているくらいです。そのためか発注量が足りなくなったそうですが、まったく予防効果を見せていません。

◉意味のない子宮頸がんワクチン

もちろん効かないのはインフルエンザワクチンだけではありません。

最近、インフルエンザワクチンと並んで悪名高いのは子宮頸がんワクチンでしょう。ここでは子宮頸がんワクチンについてもご紹介しましょう。

子宮頸がんとは子宮の出口付近である子宮頸部にできるガンで、このガンはＨＰＶ（ヒトパピローマウイルス）によって起こると、権威ある科学者および御用学者に言われつづけてきました。

女性の約80％はＨＰＶに感染しているとわかっており、最近この子宮頸がんは増えているとされています。このＨＰＶの仮説を唱えたのが、ドイツ人学者のハラルド・ツアハウゼンです。ＨＰＶは現在確認されているだけで約２００種類あることがわかっています。

このＨＰＶのうち、発ガン性の高い16、18、31、33、35、39、45、51、52、56、58、59、68、73、82型が子宮頸がんの原因とされています（これもウソですが）。しかし発ガン性が高いと言いながら90％以上は免疫により消えてしまうため、ＨＰＶから子宮頸がんになるのは、ワクチン推奨論者の理屈を借りても０・１～０・15％程度です。

また子宮頸がんワクチンはＨＰＶにすでに感染していると効果がないとされ、逆にＨＰＶを増やすという報告もあります。

そして問題は、たとえばワクチン・ガーダシルは四価なのですが、基本的にワクチンで子宮頸がん予防できるのはＨＰＶ16型と18型だけで、あとの二価はコンジローマ（性感染症の一種）予防ということにしかなっていません。日本人の子宮頸がんの原因はＨＰＶ52・58型が比較的多く、ＨＰＶ16・18型は約60％で、ますます意味がありません。

◉ワクチン開発者の証言「公衆衛生の利益は何もない」

子宮頸がんワクチンについては、薬剤師でもあり、参議院議員でもあったはたともこ氏のするどい指摘を紹介しておきましょう。

まず性経験がある女性が一生のうちにＨＰＶに感染するのは50％であり、10万人のうち５万人が感染すると仮定します。さらに感染した５万人のうち90％以上はＨＰＶが自然免疫でなくなり、残った４５００人の90％が子宮頸部軽度異形成になっても、３年以内に自然治癒することがわかっており、さらに自然治癒しなかった約５００人の０・１％から０・５％が子宮頸がんになるため、計算上、ＨＰＶで子宮頸がんになるのは１００万人中５人から25人（10万人比だと０・５人〜２・５人）だということになります。つまり子宮頸がんを予防するという子宮頸がんワクチンにそもそも、社会的な意義が見いだせないという内容です。まさにそのとおりでしょう。

ほかにも子宮頸がんワクチン「ガーダシル」研究開発者であり、関連する多くの著書と学術論文を執筆しているダイアン・ハーパー博士は、「ワクチンに公衆衛生の利益は何もありません。ワクチンによって子宮頸がんは減少しない」とはっきり述べています。

このインタビューは米国ＣＢＳニュースで公式に報道されましたが、日本で流れることはまずありません。

開発者までもがこのように述べていても日本ではお構いなしのワクチン推進が続けられており、製薬会社に支配された国ではさらにワクチンの適応範囲が広げられています。

米国の一部やオーストラリアなどではもはや男子にも投与されます。建前としては尖圭コンジローマ（性感染症の一種）の予防ということになりますが、日本でもこれからどんどん推奨されることになるでしょう。最近ヨーロッパでは強制に関する法律が制定されようとしています。

◉ガーダシルは大掛かりな医療詐欺

実はガーダシル（子宮頸がんワクチン）が無益なことを示す研究があります。この研究はもともとＨＰＶを保有している女性に対する、ＨＰＶワクチンの有益性を測定するためのものでした。この文書はルーイビル大学の文書庫にある、米国医師会ジャーナルの復刻版で見ることができます。そしてこの文書はガーダシルの無力さについて驚くべき事実を明らかにしています。この報告者は、ワクチンが有効に作用したという証拠を何一つ発見できなかったのです。

ＨＰＶワクチンの有益性を証明しようとした研究は、皮肉にも観察結果から、ガーダシルは大掛かりな医療詐欺以上の何ものでもないと証明することになってしまいました。

12カ月経過後のウイルス除去率に、ワクチン接種による差異はなく、HPVワクチンは大半の女性でウイルスの除去に完全に失敗するだけでなく、しばしばHPVの増加を引き起こすことを明らかにしてしまったのです。

◉FDA報告も「子宮頸がんを増やす」

さらに述べると、子宮頸がんワクチンは効かないばかりか、むしろ子宮頸がんを増やすという報告があります。

マイク・アダムスはその著書「The Great HPV Vaccine Hoax Exposed」の中で、米国のFDA（連邦食品医薬品局）が2003年の時点で、「HPVは危険なウイルスではなく、感染しても自然に消滅するものであり、健康への長期的な悪影響はなく、子宮頸がんとの関連性はない」と認識していた事実が明らかにされており、それどころか子宮頸がんワクチン「ガーダシル」が、子宮頸がんを逆に44・6％増やすと書かれたFDAの書類を示しています。

子宮頸がんワクチンを打てば、逆に子宮頸がんが増えるのです。

これは今までのワクチンの歴史を考えれば当たり前のことです。子宮頸がんワクチンが本当に子宮頸がんを防げるなら、この世から子宮頸がんがなくなってしまって、病院も製薬会社もオマンマの食い上げになってしまいます。

◉売れまくっているワクチン

世界のワクチン市場の売上げは、どんどん伸びていまや数兆円規模です。

インフルエンザワクチンは世界でも一番よく売れ、国内でも毎年２０００万本以上と大量生産されるので原価は数百円です（３５０円～４００円程度といわれています）。それを医療機関は卸業者から１０００円程度で仕入れ、３０００円～５０００円程度で接種させているわけです。

子宮頸がんワクチンも、60万人の女性に5万円のワクチンを接種すれば年３００億円の市場が形成されます。子宮頸がんワクチンは単価が高いのがポイントです。

ワクチンビジネスはワクチンを打つだけではありません。ウイルスの検査をすることでも多額のお金が病院に入ります。

そもそもワクチンが効くのなら、ワクチンを打っていない人がいても、この世にどんな菌やウイルスがはびこっても、ワクチンの効果のおかげで何の問題もないはずですが、ワクチンを推奨しワクチンを打つことを強要する人々は、なぜかワクチンを打たない人々を〝バイ菌〟呼ばわりし、排斥しようとします。これは製薬会社と医学界が人間の中に巣食う差別意識を巧妙に扱っていることも意味します。しかし、事実を見れば、ワクチンを打っている人のほうがウイルスを広げているのです。

さらに、無償でワクチンを打てる、補助金が下りると言ってしまえば、大半の人はイチコロです。ギリシャでは国家政策で子宮頸がんワクチンを義務化しており、多くの欧米諸国では接種を促進させるために公費負担で無料化を推進しています。日本にもブッシュ元大統領が催促に来ましたが、もちろんこうした愚民化政策のためです。

こんなワクチンをあなたが打とうとする理由が私にはわからないのです。

【ワクチン不要論❼】

前橋医師会による、約7万5000人を対象に6年間にわたって前橋市とその周辺のデータをまとめた大規模なインフルエンザワクチンの研究の結果、ワクチンを打っても打たなくてもほかの年と罹患率に差がないことが判明した。これを受けて、1994年以降、学校でのインフルエンザワクチンの集団接種は中止された。

これ以外にも数多くの研究がワクチンが無効なばかりか、有害なことを示している。

8 「ワクチンが効かない」という研究❷

◉国立感染症研究所のデータによると…

　ここまでは比較的よく知られたワクチン否定データの紹介でした。しかしこれを見ても洗脳されてしまった人々の心は、なかなか動かないことを私は知っています。

　ここからは一般の人がなかなかお目にかかることのない、ワクチンを否定するマイナーな研究をご紹介しましょう。


　まずは麻疹や風疹からです。以下は日本の感染症研究のトップである国立感染症研究所のデータですが、2012年第1～24週について書かれています。

「麻しんの2012年第1～24週（2012年1月2日～6月17日診断のもの）の累積報告数は

147例であり、昨年同時期の約半数にとどまっている。年齢群別では、0～1歳の症例がもっとも多いが、20歳以上の成人も全体の45％（66例）を占め、そのなかでは20代（31例）と30代（23例）が中心であった。ワクチン接種歴別報告数では、接種歴のない症例が50例（34％）でもっとも多くを占めた。

風しんの2012年第1～24週の累積報告数は393例であり、これまで最多の累積年間報告数であった2011年の371例を既に超え、昨年の同時期（214例）と比較して1・8倍の報告数となった。男女別にみた年齢群別ワクチン接種歴別報告数では、男性303例（77％）、女性90例で男性が女性の3倍以上報告されており、年齢については男性の年齢中央値32・0歳、女性の年齢中央値27・0歳であった。ワクチン接種歴については接種歴の無い症例が男性で24％、女性で35％だった」

◉流行っているものとは違うワクチン株を接種

これを要約してみましょう。

- 麻疹にかかった人の66％は麻疹ワクチンを接種。
- 風疹にかかった男性の76％は風疹ワクチンを接種。
- 風疹にかかった女性の65％は風疹ワクチンを接種。

……効いていませんね。

今は強制接種ではありませんので、接種率が70％前後になりますが、もし強制接種の時代がやってくれれば、接種率は99％とかになるでしょう。もちろん70％が99％になっても効果が出ないことに変わりはありません。

そもそも風疹も麻疹もそうですが、現在打っているワクチン株の型は自然界に流行していないものです。つまり流行になっている風疹や麻疹と違うほうのワクチンをみなが注射しています。信じられないかもしれませんが、本書をすべて読みきれば当たり前だということはわかるでしょう。

ワクチンこそが麻疹を引き起こしているのです。科学的に言うなら、麻疹はA型の麻疹ウイルスの検出が相対的に増えていますが、現在日本に限らず、世界中で使われている麻疹ワクチンは、半世紀あまり前に分離された麻疹ウイルス（Edmonston株）を長年にわたり培養して、人工的に作られた弱毒株に由来する生ワクチンがほとんどと言われています。

ＣＤＣ（米国疾病予防センター）自体も人口の１００％がワクチン接種済みの地域において、麻疹が流行ったという報告をしています。これに対するＣＤＣの説明は次のとおりでした。

「麻疹が、予防接種を受けた人たちの間で流行る感染症となったことは、不可解な事態である」

もちろん不可解ではなく予定されたものであると言えるでしょう。

◉ワクチン製造メーカー社員の内部告発

おたふく風邪（流行性耳下腺炎）ワクチンもデタラメだったことを、子宮頸がんワクチン「ガーダシル」を製造しているメルク社の社員が内部告発しています。

「AGE of Autism」の編集者であるダン・オルムステット氏たちの情報公開法に基づく請求によって得られた情報では、2001年8月ペンシルベニア州のメルク社のワクチン研究室で、データの改ざんが行なわれたことが指摘されています。スプレッドシート（データ記録）の検証がされておらず、インスペクター（公式を入れて答えを出す）が追加されている疑わしい結果だったというのです。

メルク社のウイルス学者2人が、連邦政府の内部告発者法の下で訴訟を提起しました。彼らは、1999年~2002年の間に直接不正を目撃したと語っています。メルク社は、ワクチンの有効性率を高めるために、テスト手順を操作しテスト結果を改ざんしたわけです。

◉打っているのにかかる百日咳ワクチン

ジフテリア、破傷風、百日咳の三種混合（DPT）ワクチンも同じです（日本では四種で打たれる場合もあります）。米国では日本より定期接種が多いため、強制ではありませんが半分強制ともいえる風潮があります。

あるデータでは米国の場合、3歳未満の84％がワクチンを接種し、2010年カリフォルニアの調査では、18歳以下の百日咳に罹患した患者の81％はワクチンの接種をしており、テキサスでも百日咳に罹患した患者の81・5％はワクチンを接種していました。つまり、効いていません。

ジフテリアや破傷風などに乳児がかかることなどまずありません。

たとえばジフテリアについては日本国内において、2001年〜2009年の9年間でたったの6人。破傷風の日本国内での乳児の罹患は1995年以降ないといわれます。しかも大人になってもワクチンを打っているのにかかります（効いていません）。

百日咳を参考にすると、米国は予防接種をもっともしているはずなのに、この50年間で百日咳の発症率が最大だったのです（2012年のデータ）。

◉数百万人のうちの1人のために600人の重篤な副作用

レイモンド博士の研究によると、DPTワクチンへの重大な副作用の可能性は1750人に1人、その一方で百日咳で死ぬ可能性は数百万人に1人です。

日本で毎年生まれる赤ちゃんに置き換えてみると、打たなくても年間で百日咳で死亡するのは1人出るかどうかのレベル。そして打つことによって毎年600人前後の重篤な副作用を出している計算になります。

これはたとえ効いたとしても打つ意味がないことを示しています。そもそもDPTのジフテリア、破傷風などに乳児がかかること自体がまずないうえ、発症例も治療法も確立されています。しっかりした対処をすれば、死に至ることや後遺障害が残ることはありません。

破傷風は、95・5％が30歳以上の人に発症しています。飛沫《ひまつ》感染しないので、罹患者の多くは、傷口より感染したものと思われます。ただし発症率は100万人に0・3人と極めて少なく、この点でも打つ意味がありません。

◉仮に効くとしてもリスクとベネフィットの視点からムダ

日本脳炎ワクチンも同じです。接種後にADEM（急性散在性脳脊髄膜炎）という副作用に罹患する可能性があるとして、2005年、厚労省からの積極接種勧奨差し控えの勧告以降、ほぼ中止状態にまで至っていました。

その後それまでのマウス脳由来のものから、2010年より組織培養法による新しい日本脳炎ワクチン（2009年発売）が開発・提供され、以後積極的に接種されています。

２００７年にはワクチン接種により12人の重い副作用を出していますが、２００７年の日本脳炎罹患者は日本国の中で１人だけです。２００９年から定期接種が再開され２０１２年までに１０４人の重い副作用を出していて、２０１２年は2人の死亡者を出しています。仮に効くとしても、リスクとベネフィットの視点からムダなことは明らかです。

結果を見ればわかるように、治験の際にこれまでのワクチンより副反応発現率が高いという結果が得られているのに、抗原量を変量（要するに薄めて）して追加試験を行ない審査を通してしまったのです。その結果としてワクチン接種再開後に副反応報告（重篤なものを含む）が倍増し、当初の臨床試験のとおりの状況となっているのが現実です。

ところが国・業界ではワクチン接種の副反応として認める期間の設定により、それを少しでも外れると因果関係なしとしてしまうため、「シリアスな副反応はない」と捏造されているわけです。

ちなみに、日本脳炎の抗体は、国立感染症研究所の調べでは非接種群であっても10歳になると、約80％が保有することがわかっています。これは獲得免疫であって、前述したようなワクチンのインチキ免疫ではありません。これでわざわざワクチンを打つ必要がどこにあるのでしょうか。

◉ポリオ患者の原因はワクチン

ポリオワクチンについても同じです。ポリオの予防ワクチンは必要だとほとんどの人が思っているでしょうが、ユースタス・マリンズ氏の報告によれば、たとえば1988年に「ワシントン・ポスト」紙はある興味深い記事を掲載しています（1月26日付）。

その記事ではワシントンで開かれたある医学関係の全国会議で、1979年以降発生したポリオ患者は、すべてポリオワクチンが原因であったと発表されました。「ワシントン・ポスト」紙から引用しましょう。

「実際には、米国におけるすべてのポリオ患者の原因はワクチンにある。1979年以降、米国においては、自然発症型あるいは野生型のポリオウイルスに起因するポリオ患者の症例は、一つたりとみられていない」

つまり今のワクチンは無駄どころかポリオをワクチンで広めているということです。

これを読んだ人々は、この会議の参加者たちはポリオワクチンの中止を決議した、と思うでしょう。

それが愚かな発想なのです。この世界で悪魔に魂を売ってお金とか名誉とかを手に入れたいのなら、次のように考えねばなりません。

続けて「ワシントン・ポスト」はこう書いています。

「根本的な変更は期待されなかった。『現状は極めて満足のいくものである』とクリーブランドのケース・ウェスタン・リザーブ大学教授で、議長を務めたフレデリック・ロビンスは述べた」

人々の「中止すればいいではないか」という理屈を、高度の教育を受けた医学者や経済学者は「単純で愚かな考え」として一蹴するのです。

国家の経済のことを考えなければならない、クスリを製造をしている製薬会社のことも考えねばならない、社員が失業してしまうではないか、株主配当が減少したらどうするのだ、製薬会社の収益の一部は慈善事業に寄付されるのだぞ……そして全員が悪魔に魂を売って自己を正当化します。

彼らにとって子どもの健康や脳障害は大した問題ではないのです。この世のすべてはお金であり、人類は嘘をつくことが本性なのです。

◉肺炎球菌ワクチンも無意味

肺炎球菌ワクチンも肺炎を増加させます。米国の国勢調査のデータを用いて1997年、2000年、2003年、および2006年と行なわれた調査では、その結果1997年から2006年の間に約70%肺炎が増加していました。

また高齢者に対して肺炎を減らすとか相変わらず嘘を垂れ流していますが、肺炎球菌ワクチンは高齢者の肺炎のリスクを減らすことはありません。

そもそも高齢者肺炎の主要な菌は肺炎球菌ではなく、グラム陰性桿菌類がほとんどです。「ニューイングランド医療ジャーナル」の2003年5月1日号で発表された研究では、肺炎球菌多糖体ワクチンは高齢者の肺炎の全体的なリスクを減らすことはないことが報告されています。

日本でもこのワクチンも、少し前は1本8000円の自費がかかったものの、いまや定期接種になったことで無料か1000円程度になっており（もちろん税金や社会保険料があてられます）、低料金でひっかける仕組みになっています。

◉BCG接種を受けたグループのほうが、受けなかったグループより結核発症率が高い

ＢＣＧも効きません。たとえば1979年にインド南部で開かれたＢＣＧ評価の裁判では、ワクチンはバチルス性結核には予防効果がないという事実が公表されました。

インド医学研究協議会（ＩＣＭＲ）は世界保健機構（ＷＨＯ）と米国の協力を得て、1968年から徹底した調査を行ないました。結果あまりに驚くべき結論であったため（私にしてみれば当たり前の結論ですが）、インド政府はＷＨＯの専門家ともたびたび協議し、調査完了後1

年ほどしてから公表しました。

公表文書にはBCG接種を受けたグループの結核発病率のほうが、接種を受けなかったグループよりもわずかに高かったことが示されています。なおBCGワクチンは米国はじめ欧米ではほとんど接種されません。効かないのがずっと昔にわかっているからです。

ではなぜ日本で打つのか？　BCGの菌株は厚生労働省の外郭団体が保有しているのが直接の理由で、いわば天下りと製薬会社のためになりますが、本当の理由は別にあるのかもしれません（後述します）。

◉ワクチン接種を受けない子どものほうが病院に行くことが少ない

まだまだ報告はあります。ワクチンを受けた子どもと受けない子どもでは、受けない子どものほうが緊急医療や病院外来に行くことが極端に少ない、という有名な医学論文もあります。

この研究は18人の医学者たちによって記載されており、政治的圧力、医療業界からの圧力に屈することなく書かれています。調査人数32万人という莫大なもので、生後2カ月から2歳までの子について2004年から2008年まで追跡調査しました。

その結果、ワクチンを受けない子のほうが病院にかかる率が圧倒的に少ないことがわかりました。その年齢で救急医療や外来にかかる病気の筆頭は感染症であり、特にウイルス感染症になります。

ワクチン推奨者はＶＰＤ＝「ワクチンで防げる病気」などという言葉を作って、マーケティングを繰り返していますが、「ワクチンで防げる病気」などこの世界にありはしないのです。

ほかにも、先住民は結核や感染症に非常に強かったことが文献で残っています。また先住民ではありませんが、たとえば米国に約20万から30万いるといわれるアーミッシュは３００年前のドイツ系移民で、彼らは病院にほとんど行かないしワクチンも打ちません。彼らの町には自閉症はほとんどおらず、概算で３万人に１人程度だといわれています。米国の現在の自閉症発症率は50～70人に１人程度といわれており、この差が起こる一番の原因はワクチンと推測されています。

もちろん彼らにはアレルギーや喘息もほとんどありません。そしてアーミッシュの町やコミュニティーで感染症が大流行したこともありません。

◉ワクチン先進国ほど子どもの死亡率が高い

そもそもワクチン先進国という言葉が世界で使われているのですが、このワクチン先進国ほど子どもの死亡率が高いのは皮肉なことです。日本はワクチン後進国などと言われているようで、追いつけ追い越せの大合唱ですが、それが何を招くか、よく考えなければなりません。

　下記はその一例のデータですが、定期接種が多いほど子どもの死亡率が高くなっています。

〝ワクチン先進国〟とは言い方を変えれば、〝子どもの生贄推進国〟なのです。

	（定期接種の数）	（5歳までの死亡者／1000人あたり）
米国	36本	7・8人
英国	20本	6・0人
スペイン	20本	5・3人
フランス	17本	5・2人
スイス	16本	5・1人
ノルウェー	13本	5・0人
日本	11本	4・2人
スウェーデン	11本	4・0人
アイスランド	11本	3・9人

◉子どもにたった3回の接種で本当の免疫がつくか？

Ｂ型肝炎ワクチンも効きません。２０１６年12月の段階ですでに日本では定期接種になってしまいましたが、ただでさえ抗体がつきにくく、ついてもすぐ消えるワクチンです。

さらに抗体がついてもそれに意味があるかどうかは前述したとおりですが、子どもにたった3回の接種で本当の免疫がつくと思いますか？

だいたい抗体が陽性でもＢ型肝炎を防げるかどうかはまったく別ものなのです。

ひとつ研究を示しておきます。米国でＢ型肝炎ワクチン接種の９０００人の高校生を調査したら15％がキャリア持ちの陽性でした。言い換えればこのワクチンがまったく効いていないことを示しています。これは１００％を15％に減らしたのではありません。この世の中でみんながＢ型肝炎ウイルスにかかるわけではありませんし、当然効くならばこの％はゼロにならなければなりません。

こちらはアフリカにおける研究で２０１１年のものです。左の縦軸が重症化率で死亡率や重い感染症にかかる率とお考えください。ラインが2本あるのは「5歳重症化率」と「幼児重症化率」です。ともに少しずつ下降してきますが、この理由がインフラ整備や栄養状態の改善であることはすでに述べました。

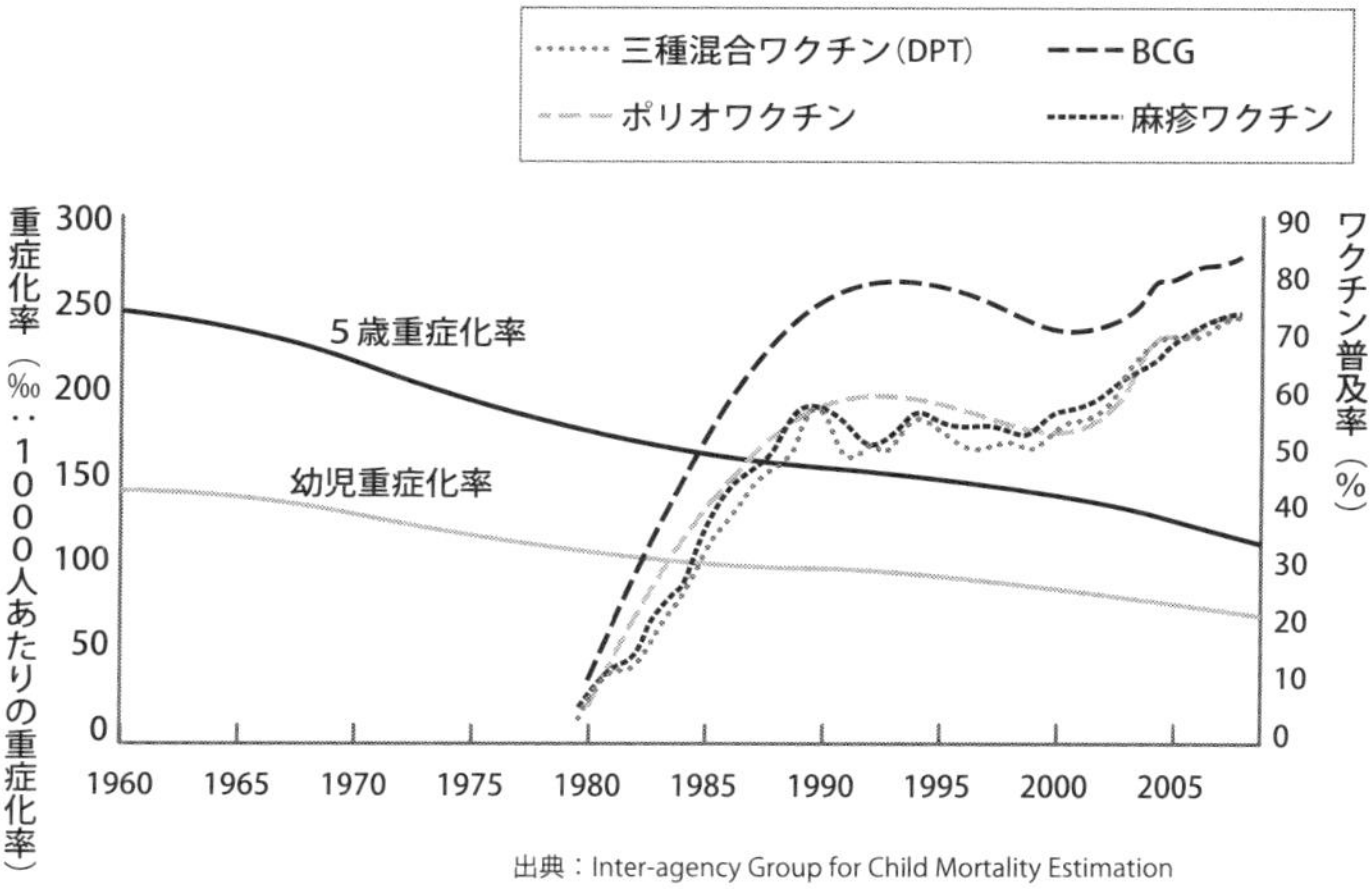

出典：Inter-agency Group for Child Mortality Estimation
(UNICEF, WHO, World Bank, UNPD, universities and research institutions)
Vaccine coverage data from WHO
©2011 Greg Beattie

アフリカにおける、ワクチン普及率と幼児重症化率の推移

そして1980年～90年代にかけて急速にワクチンが普及します。途中の曲線がワクチンの導入率であり、さまざまなワクチンが投与されています。これを打ちにいった最強無敵の詐欺集団が、みなさんが応援している「国境なき医師団」であり、世界保健機構（WHO）です。

さて、グラフを見る限り統計を取るまでもなくまったく効いていません。効くなら重症化率はさらに下がるはずです。このグラフから読み取れることは「効かない」ということだけでなく、重症化を防ぐというのも嘘だということです。

◉「防げる」から「防げはしないが重症化を予防できる」へ

ワクチンマニアはいつも巧妙に嘘をつきます。

よく思い返してみてください。最初は「ワクチンは効く」と述べられ、感染症を防ぐと言われてきたのです。

しかし効かない事実がバレそうになってきて、ワクチンマニアや製薬業界および医療業界は言い方を変えたのです。

「防げる」と言っていたのに、途中から「防げはしないが重症化を予防できる」と切り替えたわけです。このように述べれば市民などコロッと騙せると、彼らは考えたうえでのことです。

ワクチンに限らず薬物全体に言えることですが、製薬会社や医療業界はいつも同じパターンで嘘をつきます。そして歴史は必ず繰り返します。

以前にあるワクチンが廃れるようになっても、また似たようなパターンで煽れば、別のワクチンを流行らすことができるとなめられているのが現実なのです。

【ワクチン不要論❽】

日本の感染症研究のトップである国立感染症研究所の2012年第1〜24週のデータでも、麻疹、風疹ともにワクチンは予防効果を発揮していないことがわかる。

ほかにも、ワクチンを受けた子どもと受けない子どもでは、受けない子どものほうが緊急医療や病院外来に行くことが少ないなどの医学論文が存在するなど、多くの研究がワクチン接種の無効性および無意味さを示す。

9　ワクチンは効かないだけでなく有害

◉病気を増やし、子どもを悪くする

「ワクチンはよく効く」「予防接種さえしておけば病気にかからない」というのは幻想だということを示してきましたが、しかしその後ワクチンマニアたちは方針を変えてきました。

先ほど述べたように、持ち出してきたのが「予防接種をしておけば重症化しない」という話です。だいたい最初はワクチンは防げると言っておきながら、そのあとに嘘がばれてきたからといってこのような方針転換をするのは、確信犯の証でもあり、詐欺師の典型的手口だといえます。

だいたい接種したから軽く済んだというデータは、本質的に作ることはできません。これはグループごとで研究するのではなく、一人の人間の同じ状態のときに、接種した場合としなかった場合との両方をテストしなければ意味がありません。

ワクチンの問題は効かないだけでなく、必ず病気を増やし、子どもを悪くするという点にあります。これはワクチンを打つこと自体で儲けるだけでなく、ワクチンによって病気になってもらえば、病院や医学界や製薬会社はさらに儲けられるからです。医原病研究の専門である私の立場から言えば、感染症を重症化させたのが病院であることはよくあることです。

現在世界で一番問題になっているワクチンの有害事象は、子どもが自閉症や知的障害や発達障害になることです。これは数多くの研究があります。

成分を見れば当たり前のことであり、ワクチンは脳に悪影響を及ぼす毒物の塊で、さらにそれを代謝の弱い赤ちゃんや幼児の時期に何本も打つのですから、子どもの脳機能が喪失されるのも当然なのです。

◉自閉症の研究・治療団体の調査

たとえば米国の自閉症の研究・治療団体「ジェネレーション・レスキュー」は、カリフォルニア州とオレゴン州で、子どもを持つ親を対象に、ワクチン接種／未接種を比較する調査を行いました。

対象となった子どもの数は1万7674名で、結果は以下のとおりです。これもスポンサーが製薬会社などではない独立系の研究であったため、このような研究結果が出せたということになります。

・ワクチンを接種した子どものぜんそく罹患率は120％増
・ワクチンを接種した男児のＡＤＨＤ（注意欠如多動性障害）罹患率は317％増
・ワクチンを接種した男児の神経疾患罹患率は185％増
・ワクチンを接種した男児の自閉症罹患率は146％増

なお、女児は調査対象のうちわずか20％であったためしっかりした数字が出ていないようです。

◉1万7000人を対象としたドイツの調査

次はワクチンを接種した子どもたちと、受けなかった子どもたちを比較する大規模な調査ですが、その結果、ワクチンを接種した子どもたちのほうが、受けなかった子どもたちよりも、2倍から5倍も多い確率で小児病にかかっていることがわかりました。この研究もまた有名な研究で「ＫＩＧＧＳの研究」と呼ばれます。

内容は1万7000人の子どもたち（19歳まで）を対象としたドイツの国民健康調査の中で、ワクチンを接種しなかった子どもたちの健康状態を民間機関が調査しました。ほかにも小規模

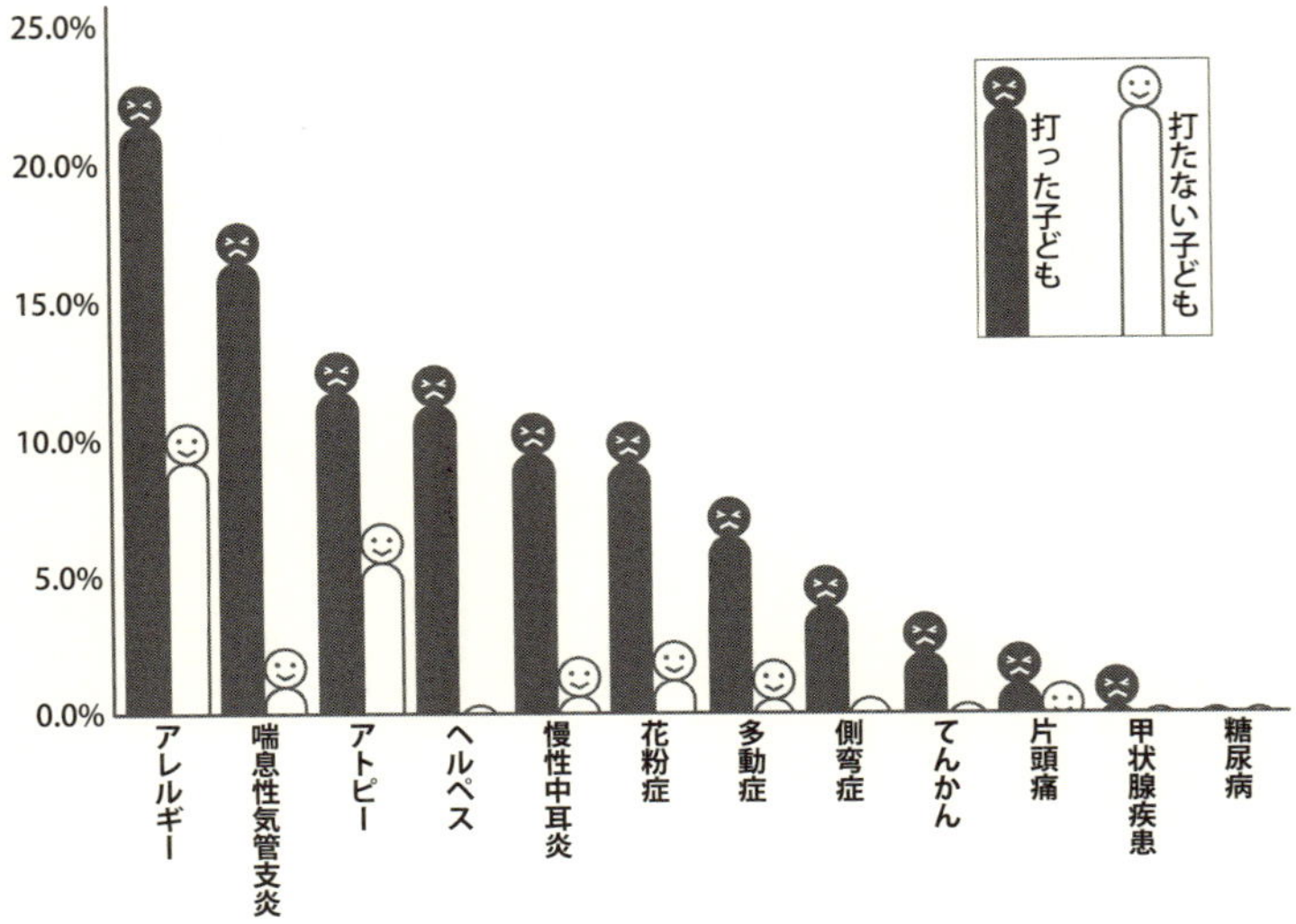

ワクチンを打った子どもと、打たない子どもとの罹患率比較

なグループでの調査が行なわれましたが、結果は同じでした。

このような調査結果は主要メディアでは決して取り上げられません。これらの調査では、WHO、米公的保険制度運営センター、健康に関する国や国際的な機関あるいは医療専門家団体からの資金援助は一切ありませんでした。だから公平な調査ができたということでしょう。

グラフはワクチンを打った子どもとワクチンを打たない子どもの罹患率の比較で、縦軸が病気の割合、それぞれの項目は病気の種類です。

これで見るとあらゆる病気が2倍から5倍程度、場合によっては10倍以上も罹患率が上がっています。注目してもらいたいのはヘルペス（左から四番目）です。この場合、数十倍の罹患率になっていますが、ヘルペスは感染症だということに重大な意味があります。ワクチンを打つほうが圧倒的に感染症にかかっているのです。

◉イタリアの裁判所は自閉症の原因をワクチンと認定

ワクチンが自閉症状を招くという記事についても載せておきましょう。2012年6月17日「The Independent」に掲載されたものです。

「イタリアの裁判所で自閉症の子どもに対する賠償判決でMMRワクチンに関する議論が再燃」

MMRワクチンを原因としてヴァレンティノ・ボッカ（9歳）が自閉症になったことをイタリア保健省が認め、彼の家族に対して17万4000ユーロ（約2200万円）の賠償金を支払うようにという判決が、イタリア北東部のリミニ市で下された。現在、100件ほどの同様の訴訟がイタリアの弁護士によって検討中であり、また専門家によれば、今回の訴訟判決によってほかの家族も訴訟を起こす可能性もある、という。

2004年、生後15カ月のヴァレンティノ・ボッカはMMR予防接種を受けた。その後、健康的だった少年は強い不安感を持つようになったが、彼の両親によれば、その変化は予防接種の直後であったという。（略）１９７０年以降、自閉症を発症した児童数は急激に増加し、英国の児童、64人中１人がかかっているという。「ワクチンに対する賠償金支払連合」は、過去10年において、34件の訴訟に対し、60％以上の障害を持った子どもを対象に少額の賠償金を支払ったに過ぎない。

このワクチンと自閉症との関連を示したのがアンドリュー・ウェイクフィールド医師ですが、医学界は彼の論文を有名医学雑誌「ランセット」から引き上げさせ、医師としての活動すら禁止しました。

この反応こそが医学界の本音そのものであり、有名医学雑誌などというものは、すべて医師たちが権威を固めるための砂上の楼閣に過ぎないことの証なのです。このことはまた詳しく後述します。

◉子宮頸がんワクチンの後遺症

子宮頸がんワクチンの被害についてもご紹介しておきましょう。

このワクチンがおもに原因ウイルスである16型18型ＨＰＶを用いていることは述べましたが、

ほかのワクチンよりも強力なアジュバント（免疫増強剤）を使っています。その結果、樹状細胞（dendritic cell）に強く結合し、ＬＬ－６やＴＮＦ－αなど炎症性サイトカインを誘導することがわかっています。そして現在、子宮頸がんワクチンは多くの副反応や後遺症があるとして、一度接種推奨が中止になっているわけですね。

このワクチンの後遺症として、多発性硬化症や繊維筋痛症、ギランバレー症候群や急性散在性脳脊髄炎（ＡＤＥＭ）のような症状があることがいわれています。もちろんワクチンマニアは精神病であったり思い込みに過ぎないという論説を用いていますが、そのような研究データ自体がいつもどおりの捏造なわけです。

たとえば海外では多くの被害が報告され、被害者の会まで発足しているにもかかわらず、子宮頸がんワクチンの副反応は精神的なものに過ぎないと発表したのは名古屋大学精神科の教授である尾崎紀夫氏のグループです。

しかし精神的なものというのはどこまでも主観で判断することができ、この主観で好き放題操作してしまうのが精神医学であることを、私は拙著『精神科は今日も、やりたい放題』で述べてきました。

尾崎氏といえば米国で訴訟になり製薬会社に２５００億円の賠償命令が出されたジプレキサ

などの向精神薬においても、安全で素晴らしいクスリであるかのように発表した人物です。このような人物を御用学者というわけです。

◉激増する多発性硬化症

中学生女子は、多発性硬化症の頻度が1年間10万人に0・1〜0・5人と、NPO法人医薬ビジランスセンターの医師・浜六郎氏は著書の中で述べています。これに対し、子宮頸がんワクチン・ガーダシルの臨床試験では、ガーダシルもしくはアルミニウムアジュバントを接種された約2万人中6人が、6カ月以内に多発性硬化症になったといいます。実に数百倍の率で多発性硬化症が増えていることになります。

また厚生労働省に報告されたHPVワクチン接種後の重篤な害反応は、ガーダシルが10万人あたり9〜11人、サーバリックスでは26〜29人とされ、浜六郎氏によると、子宮頸がんによる死亡率を低下させる最大効果に対する重篤害反応の頻度は、海外で3・5倍から約10倍、日本では6〜9倍（ガーダシル）ないし、17〜23倍（サーバリックス）と推定されるとなっています。

これは子宮頸がんワクチンの効果があることが前提になっている数字ですが、この数字だけ見ても、打つ価値はまったくないといえます。

◉ワクチン接種による死亡報告

鶴田直樹氏が運営するサイト「THINKER」から引用すると、下記のような子宮頸がん接種後の被害が報道されています。今はさらに多くの報道がなされるようになりました。

▼２００９年8月19日、米・ニューヨークタイムズ紙によると、メルク社の「ガーダシル」接種後の死亡報告が20件以上ある。

▼同年10月1日の英・ガーディアン紙によると、子宮頸がんワクチン接種後、７日以内の死亡が、米国で32件報告されている。

▼ヨーロッパでも、２００７年には、オーストリアで19歳の女性、続くドイツで18歳の女性が、米・メルク社の「ガーダシル」接種後に死亡。

▼２００９年には、英国でグラクソ・スミスクライン社の「サーバリックス」の接種直後に14歳の少女が死亡。

これらの死亡例は、製薬会社の調査やニュース報道では、いずれもワクチンと無関係であるとされていますが、接種後に起きたことです。

世界でいま一番ワクチンを打っているのは、私が知っている限り米国だと思われますが、現在米国の自閉症率は50～70人に1人とされ、喘息の発症率は6人に1人となっています。自閉症の診断基準も精神科医の主観によるという点であいまいなのですが、典型的な自閉症児の場合、それは自閉症ではなくワクチン被害の可能性が大なのです。

ちなみにある研究では、米国で4歳までに死亡や重症の病気にかかる割合は、重症の病気でワクチン接種者だと3400人に1人、ワクチン未接種者だと48万人に1人となっており、死亡ではワクチン接種者だと3400人に1人、ワクチン未接種者だと10万8000人に1人となっていて、いかにワクチンが真の意味で免疫を狂わせるか、医原病を作っているかがよくわかります。

◉もっとも怖い、乳児の突然死

日本でもたとえば、細菌性髄膜炎の罹患者数は1985年10万人に1人だったのが、1994年10万人に10人、2012年10万人に100人と逆に増えています。

ワクチンが効くのであれば、これはさらに減らなければいけませんが、ワクチンの打ちすぎと接種年齢の引き下げが原因になっていることは、大いに考えられます。

ヒブワクチンと肺炎球菌ワクチンは2011年にDPTとの同時接種で8人が亡くなったことが疑われていますが、厚生労働省は因果関係なしと結論づけています。いつもどおりの厚生労働省の調査でしょう。

１９９４年に法改正があり、ＤＰＴなどが0歳から接種、麻疹・風疹・日本脳炎も定期予防接種になりました。本来はこの施策とそれがもたらした結果についてもっと研究しなければいけないのですが、日本では誰一人としてそのようなことはせず、また言いもしません。２０１２年のデータはワクチンだけでなく放射能なども関係しているかもしれません。放射能の低線量被曝が免疫低下をもたらすのは常識的なことです。

ちなみにワクチンによってもたらされる病気は、自閉症や知的障害などの脳障害、アレルギーや難病だけではありません。もっとも怖いのは突然死であり乳幼児を含め子どものすべてに起こりえます。

たとえばＵＣＬＡの研究で米国ではＤＰＴワクチンの影響で毎年１０００人が死んでいるとさえ報告され（未報告数が多いという考えだと思われます）、別の研究ではＤＰＴワクチン接種後の３日以内にＳＩＤＳ（乳児突然死症候群）にかかる危険性が７・３％あると報告しています。

◉ワクチン接種年齢引き下げとともに乳児の死亡率上昇

日本のある研究では、１９７０年から１９７４年の間、接種にて37人の乳児が死亡したため、ワクチンや予防接種をボイコットすることを決めた医師のグループは、2カ月間完全に停止、その結果、乳児死亡が激減しましたが、1988年末にワクチン接種年齢は3カ月に下げられ、結果、乳幼児突然死症候群の率が再び上昇したことを報告しています。

マサチューセッツ州でも、1989年以降ワクチンで42人の子どもが亡くなっていますが、ワクチン接種で死亡した子どもの98％が接種から10日で亡くなっており、その1／3は24時間以内で亡くなっています。2011年だけでも120人もの重篤な副作用を起こしていて、47人が緊急救命室に入り、11人が入院しています。

ネバダ大学のウィリアムトーチ博士の研究でも、DPTワクチンと乳幼児突然死症候群の関係が報告されています。

研究によると乳幼児突然死症候群で亡くなった103人の子どものうち、DPTワクチンの接種から21日以内が70％、14日以内が60％、7日以内が37％、3日以内が26％、24時間以内が13％、12時間以内が6・5％であり、関連性が疑われます。

◉ウイルス性胃腸炎で死ぬことはないのに、なぜワクチンを打つのか

ワクチンはまだほかにもあります。たとえばロタウイルスワクチンはまだ任意接種ですが、ウイルス性胃腸炎などをもたらすウイルスです。

そもそもにしてウイルス性胃腸炎で死ぬことなどまずないのに、なぜワクチンを打たなければいけないのかから考えないといけません。

このワクチンは腸閉塞などの副作用が多く、ある研究でロタワクチンを接種して副作用で胃腸炎を起こした61人のうち13人は、ウイルス株が再集結した可能性があり、13人中7人はロタのウイルス株の変異により免疫機能の基礎疾患を患ったと報告されています。

ロタワクチンは5個の別々のウイルスを混在させており、ウイルス同士が緩衝し未知のウイルスを作り出す可能性があると研究者は指摘しています。すでにマウスでは致命的なウイルスが現れたと報告されています。

米国では1999年に副作用がひどく一度中止になりました。このロタウイルスワクチンにはあとで別の問題が生じます（後述します）。

肺炎球菌ワクチンのプレベナーは2011年にわが国で8人が亡くなっており、日本でこのワクチンが承認される前にベルギーでは2年間で22人が亡くなっています。もちろんその報告をこのワクチンの製造元であるファイザーは厚労省にしていません。

ある研究ではプレベナーのみを注射していた934人の子どもにおいて87人が神経学的異常を示し（87／934＝9％）、プレベナーとほかのワクチンを同一日に接種した287人の子どもにおいて、62人が神経学的異常を示し（62／287＝21％）、プレベナー13と6種混合ワクチンを同一日に接種した470人の子どもにおいて、163人が神経学的症状を示しました（163／470＝34％）。

より多くのワクチン、より多くの種類を打つほうが危険なのは当たり前ですが、最近では同時接種が推奨されています。さすがにこの本をお読みの方なら理由はわかってきたことでしょう。

◉1742件の副作用レポート

ベルギーの団体イニシアチブ・シトワイエンヌは、ワクチン製造会社がEU政府の薬物安全免許機関に提出した1271ページに及ぶ機密レポートを公開しています。

このレポートには広範囲に及ぶワクチンの薬害反応が詳しく説明されています。1742件の副作用レポートがあるとされますが、残念ながらこれすら過少申告の可能性があると指摘されています。

薬害における研究では医師の過少申告を考慮して、潜在的範囲をレポートの数字の50倍と見積もることが多いのです。ワクチンを含む全薬剤の薬害反応は100件中98件が報告されないと、「Journal of the Royal Society of Medicine」（Volume 84, June 1991）でも考察されています。

◉「修飾感染」の危険性

ちなみに生ワクチンにおいては別の視点からの問題もあります。ある研究において、ワクチンで使用されている生ウイルスが脳に入り、そこに存在しつづけることが示されています。高齢者を剖検したそのような研究の一つは、脳が生麻疹ウイルスを持っていたことがわかっているだけでなく、ほかの臓器も感染しており、そのウイルスは通常のウイルスと比べて変異していたことがわかっています。

そしてさらに問題なのはこれらのケースにおいて感染症の明らかな症状がなく、それでいて組織を少しずつ破壊することがわかったということです。

これがなぜ起こるのかは、前述した免疫機構を理解すればよいでしょう。真の感染であれば真の免疫機構によってウイルスは駆逐され、種々のシステムを経て獲得免疫を持ちますが、それをすっ飛ばした生ワクチンは、抗体を得た気になっても免疫として獲得したわけではなく、むしろウイルスは駆逐されぬまま体内で飼育され、さらに変異して強力になってしまうのです。このウイルスが外に出ていくこともありえます。このことを「修飾感染」と呼ぶことがあるのは前述のとおりです。

ワクチンは効かないのはもちろんのこと、効かないだけが問題ではないのです。

【ワクチン不要論❾】

「ワクチンと自閉症」「ワクチンと乳児突然死症候群」「ワクチンとアレルギー」など関係を疑われる病気・症状は多数存在する。

ワクチンは効かないことが問題なだけでなく、多くの病気を生み出す原因になっていることがより重要な問題なのだ。

10 ワクチンと自閉症の関係を追って

◉自閉症児12人とMMRワクチン

ワクチンと自閉症の関係を追っていくと、どうしても調べねばならないことにアンドリュー・ウェイクフィールド医師の問題があります。まず経緯について簡単にまとめておきましょう。

1998年にアンドリュー・ウェイクフィールド医師が、自閉症児12人を診察して分析した内容は、MMRワクチンによって自閉症になる可能性があるというものでした。

これを彼は有名医学誌「ランセット」に論文として掲載します。その後2002年に英国の親たち2000人がワクチンによって被害をこうむったとして集団訴訟を起こしますが、そのあとに製薬会社やロビー活動された政治家たち、御用ジャーナリストやメディアは彼を貶《おとし》めるための作戦を練ります。

２００４年に「サンデータイムス」（新聞）に、アンドリュー・ウェイクフィールド医師のランセット論文はデタラメと、ブライアン・ディアという（御用）ジャーナリストが記事を書きました。

２００７年に英国２０００人の集団訴訟は敗訴し、２０１０年ランセット論文は取り消され、アンドリュー・ウェイクフィールド医師は医師免許をはく奪されました。このウェイクフィールド医師の真実については後述します。

◉ワクチンと自閉症の関係を否定する論文

ワクチンと自閉症の関係を否定する有力な論文と、エセ医学博士を紹介しておきましょう。

クレーステン・メルドガルド・マドセン博士は、１９９６年に医学部を卒業し、２００４年に「ワクチンと自閉症」という論文で博士号を取得しています。

彼の主張は「デンマークのデータはMMRワクチンと水銀含有ワクチンが自閉症の原因であるという仮説を支持しない」というものであり、いまやワクチンと自閉症との関連を否定するデータとして、その主張はよく知られています。

彼の母校、デンマークのオーフース大学の機関誌「Campus」はマドセン博士の記事を掲載しています。

「とりわけ、1992年に水銀を薬物から排除したあと、自閉症の発症率は上昇したことがわかった」と同誌は記しています。

まずここで考えねばならないのは精神医学と自閉症との関係性です。1990年代は第二次向精神薬ブームの時代であり、精神科診断が乱発されるようになった時代です。これにより精神科医の自閉症や発達障害診断の乱発と、「Campus」の記事を照らし合わせることが、分析上は重要な見地になります。確かに調べてみると、デンマークは1992年から予防接種に水銀防腐剤を使っていません。しかし診断から見直さないと謎は解けないのです。

それだけならまだ推測の域を出ませんが、2010年2月にビックニュースがありました。水銀否定説やMMR否定説を主張していた論文のデータを作った研究者が、研究資金の詐欺をしていたことがわかったのです。

この研究者は起訴されたが、この話が出てから否定論文についても真偽が疑われるようになりました。2011年10月25日共同通信PRワイヤーの記事に、CDC（米国疾病予防センター）の職員が関わり、デンマークの自閉症の発症率を共謀して改ざんしたとあります。

◉「もっともひどい不正行為」

米国情報公開法（FOIA）によって公開された電子メールのやりとりでは、3名のデンマーク人自閉症研究者、つまり件の人であるクレーステン・メルドガルド・マドセン、マレーネ・ブリシエット・ローリッツェン、およびポウル・トーセンと、ＣＤＣのダイアナ・シェンデルは、１９９２年にデンマークの子どもワクチンから水銀（チメロサール）を排除したあと、２００１年に入って自閉症が減少していることを突き止めたことが記されていました。

デンマーク科学不正行為委員会書記長ベアトリス・スロース博士への手紙で、水銀非含有薬品連盟（CoMeD Inc.）の会長であるリサ・Ｋ・サイクス氏は次のように書いています。

「もっともひどい不正行為は、Madsen（マドセン）et al.（２００３）の論文で行なわれたデータ分析でした。米国情報公開法によりＣＤＣから入手した２００２年11月13日における電子メールのやりとりでは、論文の共著者であるマレーネ・ローリッツェンは、１９９９年から２００１年の間、自閉症発症率が実際には減少していると記していました」

つまり論文で自閉症が減っているというのは嘘だという証拠が、電子メールに残っていたのです。

手紙はこう続きます。

「自閉症発症率について、ローリッツェン博士は『しかし２００１年に発生率と患者数は依然減少している』と記した。サイクスも、『このデータは、チメロサールへの暴露が自閉症の起因物ではないという論文の主張を支持しない。しかし、発表論文の最終版には、２００１年のデータは掲載されなかった』」

問題の論文は、２００３年に出版された雑誌「Pediatrics」に掲載された、「Thimerosal and the occurrence of autism: negative ecological evidence from Danish population-based data」です。

この論文は日本でもワクチン推進派により錦の御旗のように使われ、医療関係者、専門家、各団体がこぞって引用しています。しかし彼らはこのような裏事情があったことを決して述べません。明確な事実としては世界中で自閉症が増加しました。

数多くの医療団体、専門家などが、このデタラメ論文をかざし、声高にワクチンや水銀で自閉症にならないと叫んでいましたが、いったい２００４年から現在に至るまでの10年前後で、何万人の自閉症を発生させたというのでしょう。

◉ロバート・ケネディ・ジュニアの告発

ワクチンと自閉症の関係を暴くものはそれだけではありません。ロバート・ケネディ・ジュニアの有名な告発についても紹介しましょう。

これは２００５年6月に米「ローリング・ストーン」誌に掲載され、その後、多くのメディアに引用された記事です。非常に長いため、私が要約しています。

＊

２０００年６月、政府の科学者および医療関係者の一団が、人里離れたジョージア州ノークロスのシンプソンウッド保養・会議センターに集まりました。

会議は疾病対策センターによって開催され、完全に機密保持されました。会議は公式な告知はされず52人の参加者が個人的に招待、出席者には疾病対策センターの幹部職員、食品医薬品局、世界保健機構のワクチン専門の権威など、関係官庁の最重要人物をはじめ、グラクソ・スミスクライン社、メルク社、ワイス社、アベンティス・パスツール社などが含まれていました。

疾病対策センターはすべての情報を出さないように通告しました。ここで政府の官僚と業界の代表者は、幼児と子どもに接種されるワクチンの安全性を警告する新しい研究について会合していたのです。

10万人の子どもたちの記録が含まれた大量のデータを分析した、疾病対策センターの免疫学者トム・ヴェルシュトレーテン博士によると、チメロサールという、水銀から作られたワクチンの保存剤が子どもの自閉症やそのほかの神経系統の障害に大きな影響があると明らかにしました。

ヴェルシュトレーテン博士は、シンプソンウッドに集まった参加者たちに、チメロサールと言語の発達の遅れ、注意力散漫、多動、自閉症との関係を示唆するこれまでの研究を発表しました。1991年より、疾病予防対策センターと食品医薬品局はその保存剤を添加したワクチンを新たに3種類、生後間もない子どもに接種するよう義務づけました。それ以来、自閉症の症例は15倍になり、2500人に1人の割合から166人に1人の割合で発生するようになりました。

ところが、即座にチメロサールの添加を中止し、公衆に注意を呼びかける代わりに、この会合の続く2日間の大半はこの不利なデータをどのように隠蔽するかについての討論に費やされました。

情報公開法によって明らかにされた記録によると、この会議の参加者の大半が、チメロサールの被害が明らかになることでワクチン業界に与える影響を懸念していたといいます。

疾病対策センターは全米科学アカデミー研究所に資金を提供して、チメロサールの危険性をごまかす研究を依頼し、研究者たちにチメロサールと自閉症の関連性を除外するよう要請しました。

ヴェルシュトレーテン博士の調査結果は本来ならただちに発表される予定でしたが、保留され、ほかの研究者たちには元データは紛失され、再生できなくなったと説明していました。情報公開法を阻止するために、膨大なデータは企業に保管され、研究者たちから隔離されました。

製薬会社はワシントンの強力な立法者たちの援助を受けました。上院多数党院内総務を務めるビル・フリストは製薬会社から87万3000ドルの献金を受けており、予防接種を受けた子どもの親たちが起こした4200の訴訟で、製薬会社の責任を不問にするよう働きかけました。フリストはシンプソンウッド会議の資料を含む、政府のワクチン関係の書類を隠蔽し、チメロサールの開発者イーライリリー社を召喚令状から守りました。

2002年、フリストが〝イーライリリー保護法〟として知られる付帯条項を国土安全法案にひそかに忍び込ませた翌日、この製薬会社は彼の活動に1万ドルを献金し、彼の書いたバイオテロリズムの本を5000部買い取りました。

しかし反対する者もいました。インディアナ州の共和党員ダン・バートンは、孫が自閉症と診断されてから3年間、チメロサールの調査を監視してきました。

また「ワクチンの保存剤として使われているチメロサールは自閉症と直接の関連がある」と下院政府改革委員会は最終報告書で結論づけました。食品医薬品局とほかの公衆健康機関が「自己保身のための組織的な不正行為」と「製薬産業への間違った保護主義」のせいで失敗したと委員会はつけ加えました。

1999年の下院政府改革委員会で学校保健婦のパティ・ホワイトは述べています。
「ワクチンは私たちをより健康にするとされていますが、25年間保健婦をしてきて、このように多くの障害や病気の子どもたちを見たことはありません。何か非常に悪い事態が子どもたちに起こっているのです」

現在50万人以上の子どもが自閉症に苦しみ、小児科医は毎年新たに4万人の症例を自閉症と診断しています。この病気は1943年までは知られていませんでした。

内部資料で明らかになったことですが、チメロサールを最初に開発したイーライリリー社は、当初からこの製品が、動物にも人間にも害を与え、死亡することさえあることを知っていました。1930年、同社が末期髄膜炎の22人の患者に対し、チメロサールのテストをしたところ、接種後、数週間以内に全員が死亡しましたが、同社はチメロサールが安全と断言して、事実を報告しようともしませんでした。1935年、別のワクチン製造会社ピットマン・ムーアの研究者がイーライリリー社にこう警告しました。
「チメロサールが安全であるというイーライリリー社の主張は、われわれの研究結果とは一致しない」

ピットマン社の実験で、チメロサールベースのワクチンを接種した犬の半数が病気になり、同社の主要研究者は、この保存剤は犬用血清には「問題あり」と公表しました。

その後、数十年間、チメロサールに不利な証拠は増えつづけました。第二次世界大戦中、国防総省は兵士に接種するワクチンの保存剤としてチメロサールを使用する際、イーライリリー社に対して「毒物」と表示するよう命じました。

１９６７年、「応用環境微生物学」誌に、チメロサールを添加したワクチンを接種するとマウスが死亡するという研究が掲載されました。４年後、イーライリリー社は独自の研究でチメロサールは１ｐｐｍという低い濃度でも「組織細胞に対して毒性がある」という結論を出しました。１ｐｐｍとは、標準的なワクチンに添加されているチメロサール濃度の１００分の１の薄さです。それにもかかわらず、同社は、チメロサールを「非毒性物質」として積極的に使用を進め、局所消毒薬にも使用しました。

１９７７年にはトロントの病院で、保存剤としてチメロサールが添加された消毒剤を臍帯《さいたい》に塗った10人の新生児が死亡するという事件がありました。

１９８２年、食品医薬品局は、チメロサールを含む市販薬の販売禁止を提案し、１９９１年には動物用ワクチンに対する使用禁止を検討していました。しかし不幸なことに、同年、疾病対策センターは乳児にチメロサールを添加した有機水銀入りワクチンを接種する新しい定期予防接種を勧告しました。生後24時間以内にB型肝炎ワクチンを接種し、生後2カ月でインフルエンザ菌B型ワクチンと三種混合（ジフテリア・破傷風・百日咳）ワクチンを接種することを義務づけたのです。

製薬業界は追加ワクチン接種が危険であるということを知っています。疾病対策センターが新しいワクチンを導入した年、メルク社のワクチンプログラムの考案者の一人モーリス・ハイルマン博士は、6カ月の子どもにワクチン接種した場合に被る水銀の悪影響は危険なものであると同社に警告しました。

予防接種の回数が増えるに従い、自閉症になる子どもの率が激増しました。1990年代には、4000万人の子どもたちがチメロサール入りのワクチンを接種され、脳の発達にもっとも大切な時期に前例のないほどの水銀を投与されました。チメロサールの危険性はよく立証されていたにもかかわらず、子どもたちが指定された予防接種を受けて蓄積していく水銀の投与量についてはあえて誰も集計していないようでした。

生後2カ月、子どもの脳がまだ重要な発達段階にあるときに、子どもたちは、計62・5㎎のエチル水銀が含まれる、3回の予防接種を定期的に受けます。これはEPA（環境保護庁）が

定める神経毒に関係するメチル水銀の1日の基準量の99倍になります。いくつかの研究による
と、エチル水銀は発達段階にある脳にとってはより毒性が強く、メチル水銀より長く脳に留ま
るといいます。

予防接種の推進に尽くしてきた人々にとって、チメロサールの真実は、彼らがこれまで進め
てきたすべてを脅かす恐れのあるものでした。「竜の尻尾をつかまれたようなものだ」と別の
委員会メンバー、マイケル・カバック博士は言います。

医学研究所は最終報告を提出しました。結論は、「自閉症とワクチンのチメロサールには証
明されるような関連性はない」というものでした。

医学研究所はこれ以上の研究を打ち切ると宣言し、研究を始めようという立場の学術団体に
は、これ以上の研究を行なわないよう勧めました。

この報告に疾病対策センターは満足しましたが、誰も納得しませんでした。フロリダ州の共
和党の医師デビッド・ウェルドン下院議員は、下院の政府改革委員会の一員として働いていま
すが、医学研究所は「わずかばかりの研究に頼っており、しかもその研究は、〈お粗末な企画〉
で〈致命的な欠陥〉があり、〈入手可能なすべての科学的医学的研究〉を示していない」と言
って同研究所を攻撃しました。

120

私は、これが取り組まなくてはならない道徳的危機であると信じて、この調査に時間を費やしてきました。もし、証拠が示すように、われわれの公共保健機関が知っていながら製薬産業に全世代の米国の子どもたちに毒を盛っていることを許すなら、その行為はほぼ間違いなく米国の医療史に残るもっとも大きなスキャンダルとなることでしょう。

「疾病対策センターは無能さとひどい怠慢の罪で有罪だ」と薬剤中の水銀の影響を懸念する非営利団体セーフマインズの副代表、マーク・ブラックシルは言います。

「ワクチンの副作用による被害は甚大だ。アスベストより、タバコより、これまでのどんなものより大きい」

（以上、日本ホメオパシー医学協会の翻訳をもとに要約）

【ワクチン不要論⑩】

ワクチンと自閉症の関係は世界中で指摘されており、医療業界も政界もその隠蔽のため全力を尽くしてきた。

〝御用論文〟が錦の御旗のように用いられているが、それらの根底に不正・捏造があることを指摘する人は誰もいない。

11 ウェイクフィールド医師の真実

◉ネイチャー「ウェイクフィールド医師の研究に不正はなかった」

前述したとおり、医師免許を剥奪されたアンドリュー・ウェイクフィールド医師ですが、その後２０１１年11月に「ネイチャー」の記事に同医師の研究に不正はなかったと掲載されました。

まずこの問題について調べるとき、同医師を告発したジャーナリストのブライアン・ディアとはどんな人物かを知らなければなりません。

彼は２０１１年1月にＣＮＮの「アンダーソン・クーパー３６０」という番組に出ています。そのときのやりとりを紹介します。

ディア氏は、２００７年から２０１０年の間に１６０日間、アンドリュー・ウェイクフィールド医師のＧＭＣ（General Medical Council：英国医事委員会）の審理に出席しているのですが、この間、賃金を支払ったのは誰かが話題になっています。

彼はフリーランスのジャーナリストでありながら、2004年以降はほとんど記事を書いていません。ディア氏は、GMCの審理の期間中のことについて尋ねられています。以下がその会話です。

——毎日毎日審理に出席していた間、あなたに賃金を支払っていたのは誰ですか？

ディア：サンデー・タイムズ紙と4チャンネルです。

——毎日の分を全部支払っていたのですか？

ディア：まあ、ご存じのように私の収入は必ずしも……。

——私は正当な質問をしているのです。どのくらいの賃金を得ていますか？

ディア：では、あなたに賃金を支払っているのは誰ですか？

——誰も支払っていません。

ディア：誰も？

——私はまったくの無償でサービスを提供しています。

ディア：（困惑して）それはまた、なんとも……。

——あなたはサンデー・タイムズ紙からいくら給料をもらっているのですか？

ディア：個人的な収入のことは、あまり話したくありません。
――収入のことを話す気はないのですね？
ディア：誰が私に賃金を支払っているか言ったでしょう！　製薬企業から賃金をもらったことは一切ないと言ったでしょう！　製薬企業とは何のつながりも一切ありませんよ！
――私は製薬企業のことは尋ねていません。私が尋ねているのは、給料はいくらなのか、です。
ディア：（叫びながら）どこかのピエロが、どこかのピエロがインターネットで……。

しかし、４チャンネルもサンデー・タイムズ紙も、ディア氏がＧＭＣの審理に１６０日間出席した間の賃金を支払っていないことを確認されています。

では本当は誰が賃金を払っているのか？　この本の知識を総動員して考えなければいけません。ちなみに「アンダーソン・クーパー３６０」の司会者アンダーソン・クーパーがアンドリュー・ウェイクフィールドとともに、ブライアン・ディアを紹介したときの模様は以下のようでした。

クーパー：ところで彼（ブライアン・ディア）は実はこれとの経済的な利害関係は一切ない、あるいはこれと利害関係がある人との経済的つながりは一切ないことを保証した文書に署名しているのです。

ウェイクフィールド：それはまた面白いことをおっしゃいますね。というのも、彼は調査に際して英国製薬業協会の支援を受けていました。英国製薬業協会は製薬業界から直接に、製薬業界のみから資金提供を受けています。ですから……。

クーパー：彼によると資金提供を受けていないと……過去3年間にわたり、これと利害関係のあるどのような関係者からも資金提供は受けていないそうです。

ウェイクフィールド：「過去3年間」というのは正確なことですね？　ディアがアンドリュー・ウェイクフィールドに関する記事を最初に発表したのは7年前ですから、なぜ過去3年ではなくて過去7年のことをディアに尋ねなかったのですか？　ディアに、「私は先月誰も殺していません」といった文書に署名させることだってできますよ。

◉英国医師会からの資金提供

アンドリュー・ウェイクフィールドが言ったとおり、ディアが当初、アンドリューの調査のための資金を英国製薬業協会の隠れみの団体から受けていたのは事実です。ディアは、英国製薬業協会が所有し、支配している会社「Medico-Legal Investigations」（ＭＬＩ）から支援を受けていました。アンドリュー・ウェイクフィールドはその証拠書類も持っています。

ＭＬＩは英国医事委員会に医師を提訴させることを専門にしています。そしてウェイクフィールド医師が提訴され、その後、２００４年2月の「サンデー・タイムズ」紙でディアが発表したというわけです。ディアの記事は、ウェイクフィールド医師を黙らせなければならない理由を数多く持っている英国医師会から資金提供を受けていたのです。

英国医師会誌（ＢＭＪ）に掲載されたから記事だから信頼性があると人々は考えるようですが、ちょっと調べればＢＭＪの正体がなんであるかわかります。

それは日本医師会も似たような要素を持っています。ＢＭＪは医薬品などの広告を掲載することで広告収入を得ていて、ＢＭＪグループ（英国医師会誌の出版元）は英国医師会の完全所有子会社です。

英国医師会誌はその資金の大半を製薬企業に販売する広告から得、さらにＢＭＪは英国の医師全員を代表する労働組合である英国医師会（ＢＭＡ）に１００％所有されています。ＢＭＡは医師を代表する非常に強力な労働組合であり、自閉症の原因がワクチンということになれば、ＢＭＡ会員にとって非常に困ったことになるのです。

ブライアン・ディアは次のように述べています。

「私はあの記事を書くように英国医師会誌から依頼されました。それがジャーナリストの仕事ですから」

◉ディアの活動を支援していた組織

ディアによる2004年2月25日のGMCへの最初の告訴状の時期は、ディアがウェイクフィールドを非難する記事を2004年2月22日の「サンデー・タイムズ」紙に発表してから、ほとんど時間があいてなかったことがわかります。

ディアはあの記事を書く前に、英国製薬業協会の隠れみの団体MLIに相談し、無償の助言と支援を受けていました。

ディアは一人で活動していたのでもありません。ディアは、英国国会議員でグラクソウェルカムのフェローであり、英国医師会の現役会員でもあるエバン・ハリス博士と協力して活動しており、ハリスは早い段階からディアとともに「ランセット」誌の事務所に行っていました。のちに「ランセット」誌の主筆ホートン博士が自著『MMRの科学とフィクション――ワクチン危機を探る』にこれらの出来事を記録しています。これはハリスが議会で間接的に確認していますし、のちに英国ロンドンでのウェイクフィールドに対するGMCの審理にハリスがディアとともに出席したことからも確認できます。

1998年「ランセット」誌論文の12症例の親のうち、一人としてアンドリュー・ウェイクフィールドとの間に問題がある親はいないとのことです。

以下は、「ランセット」誌論文の12人の子どもの親が住んでいる地区の一国会議員へのブライアン・ディアからの電子メール（2006年10月23日）です。

「私が出会ったランセット誌論文の12人の子どもの親について言えば、彼女はいらいらするほど執念深く、自閉症の原因がMMRワクチンであることを示す証拠があるという、間違った主張をしているアンドリュー・ウェイクフィールド医師に代わって、何かをたくらみつづけていることは明らかです。彼女の動機は、感情的な慰めと実質的な経済上の利益の両方であるように私には見えます。ランセット論文のあの親は、根拠もなくMMRに対する恐怖感をあおってきた自身の行動に関して、自身の良心と向かい合う必要があります」

最初から結論ありきの様子ですね。

しかしジャーナリストであるにもかかわらず、ブライアン・ディアはランセット論文の12人の親をインタビューさえしていないことがわかっています。いや、正確に言えば、ランセット論文の12症例の中でまさに第1番目の親にブライアン・ディアが、インタビューした際、彼は自分を「ブライアン・ローレンス」と称し、ほかの親には自分の本当の身元を決して明かさなかったことも確認されています。

◉異議申し立ての機会すらない

実はこの件についてはウェイクフィールド医師だけでなく、世界有数の胃腸病専門医であったジョン・ウォーカー・スミス教授も起訴され、英国医事委員会（ＧＭＣ）により有罪と判示され、英国高等法院に上訴しています。

これらすべての経緯で何よりもまず重要なのは、ウェイクフィールド医師の論文に掲載された自閉症児の親は誰もＧＭＣの審理でＧＭＣの検察官に呼び出されなかったため、彼らには、ディア氏の主張に答えたり、異議を申し立てたりする機会は一切なかったのです。

このようないきさつに関して、英国メディアのみに配信される全米自閉症協会（ＮＡＡ）のニュースリリースが、事実を詳しく掲載しています。要するに、ＮＡＡが英国向けニュースリリースで述べているのは、１９９８年のランセット論文の結果が捏造であるというなら、ウェイクフィールド医師の研究の正しさがなぜ今になって証明されたのか、ということです。

米政府の保健当局者は、（ＭＭＲワクチンだけではない）ワクチンが自閉症様症状の原因であることを認めており、米連邦裁判所は、ワクチンが原因で自閉症様症状が生じた子どもたちに多額の賠償金を支払うよう命令しています。また、主流の大手医学誌から独立して発表された論文は、１９９８年にウェイクフィールド医師が発見したのとまったく同様に、自閉症児は重篤な腸疾患に罹患しているが、自閉症児でない小児に腸疾患は認められないことを確認しているとあります。

◉証明されたウェイクフィールド医師の研究

ＮＡＡのウェンディー・フルニエは次のように語っています。

「自閉症と診断された子どもたちの一部に重篤な腸疾患が認められることを確認した科学的エビデンスや、ワクチンとの因果関係のエビデンスが世界中で増えているにもかかわらず、保健当局者や医療従事者はエビデンスを除去し、否定し、隠しつづけています。アンドリュー・ウェイクフィールドに関する話題のほかには収入源がないことが明らかな一ジャーナリストを通じた英国の医療関係者による最近のこの非難も、そのような否定の継続であり、あるのなら反対のエビデンスを調査すればいいのにそれをせず、自閉症と診断された、現在では世界中で何百万人もの子どもたちの臨床歴を調査することもしていません」

また、もう一つ重要な問題があります。ディアはＧＭＣの審理よりずっと前に、ランセット論文に載った12人の子どもの医療記録を入手していることがわかったのです。これは明らかに違法行為です。いわゆる医療法律上のプライバシー確保というやつですね。

12人の子どもの親たちは、許可したことは一度もないのに、ブライアン・ディアがどうやって子どもの医療記録を入手したのかわからず、長い間抗議の叫びを上げてきました。以下は、親の訴えです。

「私はブライアン・ディアのインタビューは受けていません。私はワクチン被害家族を代表してメディアに出て、自分の子どものことは話していますが、秘密の医療情報を話したことは一度もありません。ＭＭＲワクチンのあとの彼の反応についてのみ話しています。ブライアン・ディアはその医療情報を知っており、しかもＧＭＣの審理が始まるずっと前から知っていたのですから、ＧＭＣの審理から情報を得たとは言えないはずです」

別の親はこう証言します。

「ブライアン・ディアは、ランセット誌論文の子どもたちの名前や、ロイヤル・フリー・ホスピタルに入院した日付を、ＧＭＣの審理のずっと前に、誰でも見られる自分のホームページに掲載していました。私たち親の中にはメディアに登場している者もいるからかまわない、というのが彼の見解でした。ここで問題になるのは、ブライアン・ディアが知らせるまで、私の子どもがランセット誌論文の12人の子どもの一人であることを、私はメディアに知らせていなかったという点です。私の子どもの医療記録を私の許可なしに、どうやって彼が入手したのか尋ねるメールを、何度となく彼に送信しました。彼が私や私の家族にインタビューしたことはなく、この質問にも回答はありませんでした」

◉ウォーカー・スミス教授の名誉回復

なぜフリーランスのジャーナリストが、親の同意を得ることもなく、研究論文の著者らの同意を得ることもなく、プライバシー保護委員会や院内倫理委員会の承認を得ることもなく、研究ファイル原本を閲覧していたのでしょうか。

のちに、ウォーカー・スミス教授の上訴は認められ以下のような判決が下されました。

1998年の「ランセット」に掲載された論文は、臨床上の必要性に基づいて連続的に見出された症例を早期に報告したもので、別の法律扶助委員会の資金援助を受けたプロジェクトとは何の関係もない。子どもたちは非常に重篤で本格的な臨床検査を実施するに値し、さらに実施された検査は子どもにとって必要なことであり、完全に適切なものだった。それゆえ、ジャーナリストのブライアン・ディア、政治家のエバン・ハリス、Murdochプレスおよび「British Medical Journal」が広めた、詐欺という主張は誤解に基づいており事実無根である。

この判決により、虚偽の主張がなされて以来数年にわたって傷つけられた、小児消化器病学の世界的先駆者の一人であるウォーカー・スミス教授の名誉が回復しました。ロイヤルフリー病院での研究の倫理性と、1998年のランセット論文の妥当性がともに支持されました。子どもたちは確かに病気に苦しんでおり、医学検査も適切だったのです。

そして重要なことは、なぜブライアン・ディアやＢＭＪはここまで執拗に嘘をつき、真実を告発したアンドリュー・ウェイクフィールドを告発しようとしたのでしょうか？

それは医学界だけでなく社会をも揺るがす重大な案件であり、この問題を潰すためには彼の人格を貶める以外に方法がなかったからです。


私がなぜ英国での事例を長々と書いたかといえば、実は日本にもこのブライアン・ディアと同じような人物が何人もいるからです。そしてそれに加担する医者たちもまた何人もいます。名前を挙げたいところですが彼らと同じになってしまうので、奥ゆかしい私は控えておくことにしましょう（笑）。

【ワクチン不要論⓫】

ウェイクフィールド医師は、有名医学雑誌「ランセット」に発表した「自閉症児とMMRワクチンの関係」という論文の研究に不正があったとして医師免許を剥奪された。

しかし、その告発を行なったジャーナリストは英国製薬業協会からの資金援助を受け、また研究対象者の医療記録にもなぜかアクセスしていた。

そして、最終的にウェイクフィールド医師の研究に不正はなかったことが明らかになった。

12 ワクチンはビッグビジネス

◉急成長しつづけるワクチン市場

さて、これまで数多くのデータを示してきましたが、結論を述べるなら「ワクチンは効かない」。それはすべてのワクチンにおいて効かず、効かないだけならまだしも「すべて有害であり病気を作る」というものでした。

ではなぜ、このようなワクチンが効く顔をして出回り、みんなが騙されているのでしょうか？

その理由は多数ありますが、一番わかりやすい理由はワクチンがビッグビジネスであるということです。医療界や製薬業界にしてみれば子どもなど生贄のようなものであり、その健康や命など関係ありません。医療やクスリが人を助けてくれるという無知な市民の思い込みを利用して、ワクチンは肥大化してきたのです。つまりもっとも悪いのは医療界でも製薬業界でも政府でさえもなく、ワクチンを求めてきた市民であると言える状況なのです。

日本の市場だけを見ても、ワクチンにかけた税金だけで、

- ２００６年度　６００億円
- ２００７年度　７５０億円
- ２００８年度　９５０億円
- ２００９年度　１３００億円
- ２０１０年度　１５５０億円

という具合に、ワクチン市場は拡大しています。

「子宮頸がん、ヒブ、肺炎球菌」ワクチンについての税金は、

- ２００６年度から２００８年度までほとんど市場はない（おおよそ10億円規模）
- ２００９年度　１００億円未満に拡大
- ２０１０年度　５００億円規模に拡大

２０１３年度には２０００億円を超えているかもしれません。

さらに乳幼児には２０１４年から水疱瘡、２０１６年10月からＢ型肝炎が定期接種となり、

高齢者には肺炎球菌の推奨が進んでいて、3000億円近くになっていると推測されます。

その中で製薬会社などが払う政治資金は年間15億円以上です。

◉与党も野党もワクチン推進

子宮頸がん自体、接種費用はだいたい1人約5万円くらいですが、政党が与党も野党もこぞって公費助成と接種拡大を推進しています。

そもそも日本政府とは日本人を守る役割を果たしていませんし、2018年5月時点の与党である自民党は、ワクチンを推奨するべく暗躍し、その旗振り役として有名なのは自民党の三原じゅん子氏や公明党の松あきら氏です。

なぜこうまでして政府や自治体がワクチンを推奨するかといえば、政府や官僚が無知なのではありません。知っていて勧めているのであり、献金、補助金などが落ちてくるからです。彼ら政治家には国民を守る気持ちなど微塵もありません。

三原氏は子宮頸がんワクチンの無償化を公約に当選しましたが、その後行なわれた街頭演説ではワクチンの「ワ」の字も出てこず、堂々とHPに載せていた子宮頸がんワクチンのことまで不都合になったあとには消すという嘘つきぶりは見事なものです。彼女は製薬会社のメルク社などから多額の金をもらっています。

2016年にブッシュ元大統領が来日した際のスポンサーもワクチン製造をしているメルク社で、ブッシュは「子宮頸がんワクチンをしないままでいると、TPPが施行されたときに日本はISD条項で莫大な違約金を払うことになる」と脅したそうです。そのブッシュの横でにこやかな顔をしていたのが三原氏であり、彼女の頭には被害者救済なんて微塵もありません。

公明党副代表であった松あきら氏については、「週刊文春」2013年6月27日号に、「子宮頸がんワクチンは、公明党の副代表である松あきら氏が推進し、その夫である弁護士・西川知雄氏がGSK製薬会社の顧問弁護士を務める」と、利権関係が記載されています。夫の西川氏から、妻である松氏に多額の政治献金があり、18年間で確認できるだけでも約1億4000万円になると言われます。

なおメルク社は、自社製品の販売促進のため、医師への不適切な金銭提供などを行なったとして、2011年7月15日、日本製薬工業協会（製薬協）から会員資格停止処分を受けています。

ちなみに公費助成で小中学校で子宮頸がんワクチンの接種を強制している自治体は、あるジャーナリストの調べでは47市区町村にのぼり、たとえば杉並区は「中学進学お祝い！ワクチン」と、全額公費負担で強行しています。

◉CBSテレビ「60ミニッツ」が追及したワクチン宣伝

ワクチン大国である米国に目を移すと、子ども1人あたりのワクチンへの出費が、1975年は10ドルだったのが、2009年には1225ドルと試算されているようです。最新の数字はもっと大きくなっているでしょう。

米国ではこのような製薬会社のロビー活動含めCMが繰り返しなされている一方、暴露番組も報道されています。

たとえば1979年CBSテレビの「60ミニッツ」というドキュメンタリー番組で、これらのワクチン宣伝がすべて嘘であったことが追及されています。

米国でいち早く子宮頸がんワクチンを法律で義務化したテキサス州の知事が、のちに製薬会社から多額の献金をもらっていることが判明して、スキャンダルとして騒がれたことがあります。副作用等に対する補償は、通常の医薬品トラブルならば製造企業が責任を負いますが、ワクチンは接種させた国家の行政機関等が取ることになっています。

たとえば1976年に新型豚インフルエンザ事件があったのですが、のちに政府やマスコミや医療研究機関によって、これ自体が捏造されていたことがわかっています。明らかになった理由は当時のFDAのワクチン管理部門のトップであったアンソニー・モリス博士による内部告発でした。

真相を明らかにしたあと、彼はもちろんＦＤＡの要職から解雇されました。どこにでも映画のような話はあるわけで、博士によって明かされた内容は以下のとおりです。

「新型インフルエンザワクチンとされていたものは、もともと豚用に開発されたインフルエンザワクチン。このワクチンを配給中に接種を受けた豚が死亡してしまったことから、養豚業者が買い取りを拒否したため、大量のワクチンの在庫が余った。製薬会社は在庫処分のためヒトへの転用を決定し、流行していないにもかかわらず新型の豚インフルエンザの流行という偽情報を流し、報道させた。この結果、製薬会社側は４８６億円の利益を得た」

◉ワクチンを売り込むための常道戦略

日本における２００９年の新型インフルエンザ発生も同様です。新型インフルエンザは、致死性があり、重症化する恐れがあると騒がれましたが、ふたを開けてみれば普通のインフルエンザより軽いくらいでした。

しかしそれはふたを開ける前からわかっていたのです。これもワクチンを売り込むための常道戦略であり、いわゆるプロブレムソリューションなどといわれます。無知のため危機感でパニックに陥った人々は、ワクチンの緊急輸入などという話になり、約１４００億円が投入されたといわれます。

輸入されたときにはもはや新型インフルエンザはほとんどなくなっていたのですが、残念ながらこの新型インフルエンザワクチンにより100人以上が亡くなりました。もちろんほとんどはワクチン接種と無関係であるとされています。

このようなワクチン接種薬害は時間が少しでも経つと、因果関係なしとして処理され、報告が過少にされているのです。米国やヨーロッパでは一つの医療被害報告があれば、隠れているのは約50倍として考えることが多いのはすでに示したとおりです。

今後ワクチン市場は数年の間に、さらに爆発的な成長を遂げると予測されており、投資業界も注目しているようです。世界中でワクチンが市場にどんどん流通するよう準備されており、これは人間についてのものだけの試算ですから、ほかを入れるともっと高くなります。

実は盲点になっていますが同じワクチン問題を抱えているのが、畜産業界およびペット業界です。畜産で打っているワクチンもペットに打つワクチンも、もちろんすべて効かないだけでなく有害ですが、そんなことを明らかにする畜産業者や獣医などいるわけがありません。彼らのほとんどは畜産を真剣に考えてなどいませんし、獣医にとってもペットなどはただの生贄ですから、ワクチンを打ってもらわないと困るのです。

◉製薬会社の強力すぎる資金力

なぜこのようなことがまかり通っていくのでしょうか。

効かないはずなのに効くと喧伝され、いかに危険性があっても政府側が隠蔽を後押ししています。それは製薬会社の力のほうが下手すると政府よりも上だからです。

彼らは強大な資金力を誇っており、それをロビー活動に充てて政治家や官僚を操っています。彼らは献金システムを利用し、ワクチンに関する法律や政府勧告を作成する立場の人々を操作します。

日本でいえばワクチンの強制接種を勧めようとしているモデルケースは、神奈川県で観察できます。これを勧めようとしているのが黒岩裕治県知事であり、神奈川県にはワクチン行政を進めるための委員会が設置され、そこには国中の御用学者や利益享受者たちが、こぞって集っています。

ある米国の報道では、米国の小児科医は患者へのワクチン接種率を高く維持することで、HMO（保険維持機構）から年4回ボーナスを受け取っており、接種率が下がると保険会社から怒られることを報道しています。この世界はそうやって医療ビジネスを回しているのです。

◉行政と保健師と教師に脅迫されていませんか？

ワクチン推進のためにもっとも効果的な手法、それは無知な人々の不安を煽り、恐怖で脅迫することです。ジョン・ケラー医師はこう述べます。

「その人の意志に反してワクチンの予防注射をすることはできないので、保健機関のもっとも大きな仕事は常に無防備な人々にワクチン予防接種を受けるよう、説得することである。

われわれは『教育』『恐怖感』『圧力』という3つのやり方で説得を試みた。『恐怖感』と『圧力』のことについてはあまり言及したくないが、これらは、『教育』よりも早く効果が現れる。『教育』は概して、時間がかかる。3月から4月にかけて、『教育』によって説得を試みたが、6万2000人しかワクチンを投与できなかった。5月に『恐怖感』と『圧力』によって説得を試みたところ、22万3000人に予防接種を受けさせることに成功した」

そのとおりにあなた方は行政やメディアや保健師たちに脅迫されていませんか?

◉精神薬からワクチンへ

もともと私はフェイスブックやツイッターおよび講演でも、精神薬以上にワクチンの危険性を取り上げていますが、なかなかその理由は伝わらないようです。

なぜワクチンを取り上げないといけないかというと、これまで示してきたワクチンそのものの問題もありますが、一番重要な視点は、外資系の製薬会社が精神薬からワクチンに重点をシフトしているからなのです。

実はワクチンのずっと前は抗ガン剤であり、抗ガン剤から精神薬にシフトし、それが廃れてきているからワクチンにシフトしてきたわけです。

これは医療行政の闇を見ていない限り、決してわかりません。そしてもう一つはワクチンそのものに秘められた野望がいくつも存在しているからですが、それは陰謀論じみているので後述したいと思います。


世界的な流れで見てみると、ヨーロッパやロシアではワクチンの危険性がどんどん暴露されています。たとえばロシアのプーチン大統領は公式にワクチンの危険性について会見しているほどです。

トランプ大統領もワクチンと自閉症の関係について再調査すると述べています。米国は一番外資の食い物になっている国でもあり、強制接種の法案が可決されています。

このような状況下、次のターゲットとして狙われているのが、オーストラリアであり、日本や韓国や中国などのアジア地域です。WHOという組織こそが悪の手先なわけですが、彼らは医療行政を扱うとき、いつも同じ順序をたどります。

最初は欧米で売りますが欧米人は個人主義が強いので、日本人と違ってはっきりものを言いますし、裏情報がばれると反発も強くなります。そうすると在庫をいつもアジア・オセアニア地域に持っていきます。さらにそれがばれてきて売れ残るようになってくると、インドや東南アジアなどの人口が多い地域に持っていき、そのあとに中南米やアフリカなどの発展途上国と呼ばれる国が多い地域に持っていくのです。これは毎回毎回同じパターンです。

もともとワクチンと自閉症との関連が認められ、訴訟によって150万ドルの賠償金支払いが命じられたのも海外ですが、日本ではこういう報道はされないので、海外の情報を見つけ出すしかないわけです。

裁判では「ワクチンは未知なる障害を悪化させる」とし、精神障害・知的障害などの原因ともなっていることを示唆する内容となっていますが、日本ではいまだに気のせい＝精神的な思い込みとしてしか判断されていません。放射能安全論の非科学性とレベルは同じです。

◉30年にわたり極秘とされていた公文書に書かれていたこと

米国では前述したロタウイルスのワクチンも、豚ウイルス物質に汚染しているため、使用を停止するように勧告が出されたことが、CNNでレポートされています。

2008年にFDAによって承認された、グラクソ・スミスクライン社が製造するロタリックスワクチンは世界で3000万人、米国だけでも100万人に接種されていますが、FDA

がワクチンにウイルスが混入していないかを調べたところ、同社の製品に汚染物質が見つかったとFDAのコミッショナー、マーガレット・ハンバーグ博士はCNNに語っています。つまり違う毒性ウイルスが入っていたのです（もっといえばわざと入れられていたのです）。

要するにこれまでのことを総合すると、国こそがワクチン詐欺に加担しているのであり、国が利益を得ているので隠蔽しているのです。

それを端的に示す文書が存在します。英国においてワクチンに反対していた医学博士が、同国の法律である情報公開法（Freedom of Information Act）を申し立てたことにより、30年にわたり極秘とされていた政府の専門家が保管している公文書が公開されました。その中には要約すると下記のようなことが書かれてありました。

① ワクチン（予防接種）は効果がない
② 予防するはずの病気の原因となりうる
③ 子どもにとって有害
④ 公衆に対する虚偽の共謀
⑤ 安全性確認の試験の実施を妨害していた

つまり英国はワクチンが危険で効果がないということを、ちゃんと内部文書で把握していた

148

のです。

市民は国が自分を守ってくれるものだと錯覚していますが、国は市民など助けるつもりはありません。国にとって重要なのは国の上層部および超富裕層の人々が、いかにおいしい思いをするかだけです。だから彼らは自分たちではワクチンを打たず、あらゆる人々にワクチンを打つように強要するのです。

◉〝自閉症の子どもの親〟が告発したこと

ブライアン・フッカーは製薬会社と政府およびCDCとの癒着関係について述べています。ブライアン・フッカーは自閉症の子どもの親で、生物・化学・工学の博士号を持ち、米国下院での自閉症聴聞会開催に貢献しました。彼はチメロサールとCDCによるデータ隠蔽工作について、データはチメロサールと自閉症などの神経発達障害との間の因果関係を裏づけるものだったと証言しています。

2012年5月上旬、ブライアン・フッカーはアンドリュー・ウェイクフィールド医師とダレル・イッサ下院議員、ベルン・ブキャナン下院議員、その夫人たちとの会合に招待され、CDCにおける自閉症とワクチンに関する違法行為について話し合いました。隠蔽されたデータはチメロサールと自閉症などの神経発達障害との間の因果関係を裏づけるものでした。

イッサ氏はＣＤＣの情報について懸念を表明し、これは政府による不法行為だから、自分の委員会（監視・政府改革委員会）で扱うと述べ、紆余曲折の末、聴聞会が開催されたのです。

米国は世界中のどの国よりも、子どもに対する予防接種の種類が群を抜いて多い（6歳児で49種）のに、重い病気を抱える子どもが多く、２００９年のデータでは、米国の乳児死亡率は世界で34位だとブライアン・フッカーは告発しています。

◉私の後悔――無知という罪

私にも子どもがいるのですが、生まれたときから新生児期に至るまで、私もこれまで述べたような知識を持ち合わせていなかったのです。その結果、私も子どもに一部のワクチンを投与してしまった経験があります。非常に後悔していますが、まさに無知は罪ということでしょう。ただやってしまった問題をずっと責めてばかりいても仕方ありません。私は自分の経験や集めた情報を啓蒙することで、多くの方に自分で調べたり考えたりしてもらいたいと思い、こんな本を書いているわけです。

さて、このようなワクチンが世界中で打たれる理由を考えるとき、金儲けというのは確かに重要な理由です。しかし金儲けだけが理由ではないことに気づかなければ、ワクチンの謎を解いたとは言えません。そのことについて少し書いてみましょう。

◉ワクチンにおける複数の意図

ワクチンの金儲け以外の目的についてはいくつか語られています。

よく言われている目的として「人口削減論」と呼ばれるものがあります。

地球上で人口が爆発的に増えているのはご存じのとおりですが、超富裕層の人々はこれ以上人口が増えることを望んでいないというものです。アジェンダ21と人口削減論、ジョージア・ガイド・ストーンと人口削減論などでネット上で検索すればよく出てきますが、超富裕層は5億人~10億人に人口を減らすことを画策しているというものです。

そしてその方法の一つとしてワクチンが使われます。ワクチンそのものを原因とした死亡だけでなくワクチンの成分によって不妊にさせることで、子どもを減らしていこうという考え方です。しかも貧困層の人々や有色人種を減らしていこうと考えています。ビル・ゲイツが「ワクチンによって10~15%人口を減らせる」と述べたスピーチは有名です。

この背景には優生学的な思想があります。優生学的な思想とは、貴族や選ばれた人々のみが支配しおいしい思いをすればよい、貧民やバカな市民は病気になって死ねばよいという考え方です。この考え方は古くから存在するものであり、人類の根底に流れるものでもあります。この考え方の前では日本の政治家や社長や芸能人なんてサルと同じであり、この考え方に基づいてワクチンは広められているわけです。

全体を見て考えたとき、ワクチンが優生学的な考え方によって広められているというのは同意できても、人口削減論には若干無理があるかもしれません。というのも、ご存じのとおりさまざまな医療詐欺がされている一方で、人口はやはり増えていたからです（日本は２０１１年から減っています。放射能の影響は大きいでしょう）。

超富裕層が真剣に人口削減を意図するなら、もっとあからさまに人口削減を行なうかもしれません。よって彼らの意図を類推するに、ワクチンは人口削減に重きを置いて実行されている方策ではないでしょう。それよりは幼少期から脳に毒物を多く入れることによる愚民化、病気作り、支配体系の継続などが主であり、金儲けがそれに続いて、人口削減はワクチンにおいてはオマケであって（それでも多くの方が亡くなりますが）、能力格差をつけるという意味での優生学的思想の体現と言えるでしょう。

そしてもう一つ陰謀論的目的で述べるなら、人体に異物を入れることを日常化することです。これがワクチンとマイクロチップの陰謀論につながります。また次章のような隠された秘密に通じてきます。

とにかくワクチンにおける複数の意図に気づかないと、自分たちの身を守ることはできません。

【ワクチン不要論⓬】

世界中でワクチン市場は急伸しているが、その背景には豊富な資金力を誇る製薬会社による積極的なロビー活動がある。そして、製薬会社は精神薬からワクチンに重点をシフトしつつある。

ワクチン推進のためにもっとも効果的な手法、それは無知な人々の不安を煽り、恐怖で脅迫することである。

13 ワクチンに隠されたウイルスの秘密

◉ワクチンのもう一つの目的

これまでの章で示してきたことは、現実をつぶさに観察すればちゃんと発見できるものです。効果がないという論文や研究はほかにもありますが、それは人々の目になかなか触れないだけ。危険性を示す情報もほかにたくさんありますが、それもまた目に触れないだけです。ビル・ゲイツの会見だって、ワクチンの中に入っている物質だって、世界中でワクチンに反対する学者が声を上げていることだって、ちょっと調べればわかる話です。決して私の思いつきではありません。

しかし、ワクチンに秘められた罠がこれまで書いてきたことくらいで終わるのなら、まだマシなのかもしれません。実はこれ以外にもワクチンには隠された秘密があるのです。その一部をご紹介しましょう。

まずワクチンは危険な物質を入れるだけでなく、まったく違う感染症を広めるために注射されていると考えられています。映画も真っ青の空想じみた話ですが、残念ながら空想で終わりそうにはありません。

たとえば「ロンドン・タイムズ」は1987年5月11日付の報道で、「1977年、WHOはアフリカ、ブラジル、ハイチで天然痘予防ワクチンにエイズウイルスを混ぜ、有色人種に対し無料で大量に接種した」と公式に述べています。大手の新聞社が書いているのです。

ちなみに社会問題となったエイズにもワクチンは一枚かんでいます。そもそもWHOはミドリ猿に人間が咬みつかれエイズが拡散したとしていますが、初期にエイズ患者が大量に発生したハイチやブラジルにはミドリ猿は存在しません。ミドリ猿はエイズウイルスをもともと保有している、いわゆる宿主ではありません。またミドリ猿は黒人や有色人種だけに咬みついたり、ゲイの男性だけを識別して咬みつくといったこともできません。ミドリ猿は細菌、ウイルスの人間への感染を動物実験する場合に、一番利用されるかわいそうなモルモットなのです。

つまりここで言えるのは、パンデミック映画に描かれるようにサルが人を咬んで怖いウイルスがはびこったわけではなく、人間がエイズウイルスを特定の誰かに感染させたということです。

156

●豚インフルエンザウイルスとワクチン

　１９７８年、米国メリーランド州の国立衛生研究所伝染病予防本部は、ゲイの男性１０００名に対し「ゲイの男性は肝炎にかかりやすい」として、無料でＢ型肝炎ワクチンの注射を実施しました。６年後にはその男性の64％がエイズを発症していますが、まさにこれは偶然、きっと偶然なのでしょう。ミドリ猿がゲイの男性だけを咬む確率がどれくらいあるのかと、同じくらいの偶然だと思いますが……。

　また科学雑誌「サイエンス」の１９９０年２月号では、「マウスをエイズ感染させマウスの持つほかのウイルスと結合させることで、これまでのエイズウイルスのように潜伏期間が長くなく、即座に発病し増殖力が強く毒性も強い、そして空気感染する新型のエイズウイルスの開発はすでに完了している」とエイズウイルス共同発見者のロバート・ギャロ博士は発言しています。

　一時流行った豚インフルエンザウイルスも、海外で陰謀の暴露が複数行なわれています。また、英国の保険機関の世論調査で、英国の看護師の約３分の１が安全性の面から、豚インフルエンザワクチンを接種することを拒否すると答えています。また同開業医の半分近くが豚インフルエンザワクチンを接種することを望んでいないとする報告もあります。

　そもそも豚にインフルエンザが流行し繰り返す中でウイルスの遺伝子変異が起きて、それが

157　　13　ワクチンに隠されたウイルスの秘密

人に感染したといわれてきました。鳥インフルエンザも同じ話です。

しかしその後、豚の中にインフルエンザはないと報道され、2009年の5月に米国のテレビ局において、ウイルス学者であるエイドリアン・ギブズ博士が「今回の新型インフルエンザウイルスの遺伝子構造を解析してみると、実験室で作られた可能性が大きい」と述べています。

ウイルスを作るのなんて無理に決まっていると思うかもしれませんが、映画で描かれていることは、実際の世界ではできて当たり前なのです。

実際に日本でもこの技術を研究しており、東大の河岡義裕教授は90年前のスペイン風邪ウイルスを合成して復元し、サルでの感染実験を成功させています。

河岡教授はNHKの科学番組「サイエンスZERO」〝新型インフル最前線〟の中で、「どんなインフルエンザウイルスでも作れる」と述べています。ここから先は報道されていませんが、河岡教授はH5N1（新型鳥インフルエンザ）ウイルスを秘密裏に作り出していたことがネット上で暴露されています。

● **パンデミック、スペイン風邪…**

古くさかのぼると、1976年のウイルスも同じことだったと暴露されています。当時の米軍基地内で若い兵士が1名死亡し、死因を調べてみると新型のインフルエンザに感染していることが判明しました。米国政府はパンデミックが来ると警告し、全国民がワクチンを打つようにテレビＣＭまで使ってキャンペーンをやりました。当時のラムズフェルド国防長官は、全国民に対する法的強制接種を画策し、４６００万人の米国民が接種を受け、公式発表だけで約４０００人が重い副作用を起こし50人以上が死亡しました。実数はもっと多かったでしょうが、その後ワクチンは中止になります。しかし彼らは目的をすでに果たしているので、ワクチンが中止になっても構わなかったのです。

さらに過去をさかのぼると１９１８年から19年にかけて世界中で大流行したスペイン風邪も、同じ構造だったことが暴露されています。スペイン風邪といっても実際の発生源は米国だったのですが、例のごとく米国は報道せず、当時中立国であったスペインが報じたため、スペイン風邪と言われるようになりました。

このスペイン風邪もワクチンが原因だったと言われています。ワクチンでウイルスを広げてアスピリンで殺すというのは、医療業界が儲けるための鉄板商品のようなものかもしれません。このような医療詐欺は昔からずっと伝わるやり方にすぎません。

現在の歴史研究では、米軍内で接種されてきた腸チフスワクチンが、体内で変異を起こして強力なパラチフス菌になり、それがインフルエンザと呼ばれた感染の正体と言われています。そこから感染が広がったわけですが、隠蔽のためにスペイン風邪と言いつづけているわけです。

●エボラ出血熱ウイルスを開発した米国

パンデミックとして恐れられたエボラ出血熱も同じです。

アフリカ西部リベリアの新聞「デイリー・オブザーバー」は、米国こそがアフリカで流行しているエボラ出血熱のウイルスを開発したと報じています。報告では「米国は、アフリカで秘密活動を行ない、"合意書200"という暗号でこの地域でエボラ出血熱を流行させることを計画した」とされています。研究者はブロドリック教授といい、実名報道され、米国の軍事工業会社によって開発され、この会社のすべての秘密実験はアフリカで行なわれているとのことです。

実は米国イリノイ大学の法学部のフランシス・ボイル教授も、似たようなことを述べています。これはロシア「リアノボスチ通信」が伝えていますが、エボラ出血熱がリベリアとシエラレオネにおいて実験場となっていること、リベリアに派遣された米軍がウイルス対策の初心者であることなどに教授が疑問を呈しています。

そしてその結果、アフリカでは例のごとくワクチンキャンペーンが始まったわけです。

ポリオも牛痘もエイズも歴史と系図はみな同じです。予防接種を無邪気に信仰してきた人にとってはショッキングでしょうが。

160

最近はどんなクスリよりもワクチンのロビー活動がなされており、ワクチンが感染症を防いできたという嘘、パンデミックが起こるという脅迫を、広めたくて仕方がないのです。そしてそれに反対するあらゆる情報を、ネット上から締め出そうと画策している人々がいます。それに安易に騙されたり、迎合したりする人が後を絶たないのです。

これは、カナダの新聞「トロント・サン」がホームページ上で公開しているニュースです。バクスター社は、季節性インフルエンザワクチン（H3N2）の中にまったく関係のない、しかも不活性化処理もしていない生きた強毒性・鳥インフルエンザウイルス（H5N1）を混入させていました。これは、ワクチンを輸入したチェコの研究者が、試験用のフェレット（イタチ）に打ったところ全頭死亡してしまったことから、偶然発覚したものです。

このことを報道、追及したチェコの新聞に対し、バクスターは当初、企業秘密であると回答を拒否していましたが、のちにそれが人為的ミスであったことを認めました。しかし、実際には、このような人為的ミスは、厳重管理されている研究施設ではありえないことです。

この強毒性・鳥インフルエンザウイルスは、自然感染をしにくいのですが、ワクチンで接種されると感染を引き起こし、その致死率はなんと60%もあります。感染した半数以上の人が死に至るのです。

またこのワクチンは、すでに世界18カ国に輸出されていたため、もし、このことが発覚せずにワクチンが接種されていたら、すさまじい被害となることでしょう。当然ですがこういうことも日本ではまったく報道されることはありません。

◉ビル・ゲイツのポリオワクチンキャンペーン

インドでは、ビル・ゲイツのポリオワクチンキャンペーンが開始したのちに、麻痺の症例が急増したことが報告されています。

アーロン・ダイクス氏（Infowars.com）の2012年4月6日の報告によると、インドの小児科専門医が、ワクチンの組織的接種に潜む悲惨な副作用を説明せずに、ポリオを撲滅するという架空の約束をしたとして、世界保健機関（WHO）とビル&メリンダ・ゲイツ財団を批判しています。

さらに、ポリオワクチンは隣国パキスタンでも死亡や障害の原因として広く非難を浴びています。パキスタン政府の調べでは、GAVI（世界ワクチン予防接種同盟）プログラムの支援を受けたポリオワクチンの影響が確認されています。

調査によって、GAVIは未試験ワクチンを推奨したことが明らかになり、GAVI推奨のワクチンはその安全性と効能が試験により確認されるまでのあいだ、使用を停止するよう求められています。

ＷＨＯとゲイツ財団もＧＡＶＩの中核的パートナーで、ＧＡＶＩはロックフェラー財団、世界銀行および国際連合もパートナーとしていました。

貧困国における人工ワクチン飽和率達成の勧告は、コストの面だけでもひどいものです。「インドから見ると、このプログラムは人的被害の面でも財政的な面でも巨大な代償を支払うことになった。ポリオ撲滅に支出された25億ドルが水や衛生などに回されていればどれだけのことを達成できたであろうか」とインドの小児科医は述べているのです。

この種のＷＨＯと私立団体の提携は、Ｈ１Ｎ１豚インフルエンザが社会不安となったときにわれわれが目にした腐敗を思い起こさせるものです。

あのとき、ＷＨＯはパンデミックを宣言し、薄っぺらな口実をあげてワクチンの需要を創出したのです。これは欧州会議健康委員会議長のウォルフガング・ウォダーグが暴露したもので、彼は製薬会社とＷＨＯ幹部がどのように結託して「パニックのキャンペーン」をでっち上げたかを実証して見せました。彼らは、実際の危険性とはかけ離れた豚インフルエンザのパンデミックの脅威にかこつけて、「偽りの災害」を演出していたのです。

もはやここまで来るとワクチンに何が入れられているか、正確には誰もわかりません。

【ワクチン不要論⑬】

ＷＨＯはパンデミックを宣言し、ワクチンの需要を創出した。欧州会議健康委員会議長は、製薬会社とＷＨＯ幹部が結託して「パニックのキャンペーン」をでっち上げたことを告発している。

ワクチン自体が別の感染症を広めるために行なわれているという疑惑も根強い。

14 スペイン風邪とインフルエンザ脳症

◉先住民はインフルエンザなどで死なない

「ワクチンを打つのがダメなら感染症はどうするのだ？」と必ず言われますが、何度も言っているようにワクチンには感染症を予防する効果がないのです。

そもそもワクチンが感染症を防ぐ効果があるのなら、昨今の風潮にあるように打っていない人がいても、ワクチンを打った人は関係なくかからないはずなのですから、ありがたくワクチンを打っていさえすればいいわけです。この世界、信じる者は救われるのですし、信じる者は足をすくわれるのですから。

残念ながら人類の歴史上、感染症を完全に防ぐ手だてなど存在しないのであり、これからもそれは同じです。

では感染症を減らす手段はないのか、一応ありますが、それについては後述します。

さて、ではインフルエンザで重症になったときはどうするのだと聞かれそうですが、ワクチンが重症になるのを防ぐというのが嘘というのも示しました。ワクチンでは防げませんが、ではなぜインフルエンザで重症化したり亡くなる人が出てしまうのでしょう。

先住民はインフルエンザなどで簡単に死んだりはしません。彼らは古い時代でも結核さえほとんどなかったのです。

それではインフルエンザで重症化したり亡くなっている方の原因はなんでしょうか?

それこそが、日常的な現代人の隠れ栄養失調、免疫力低下の問題です。

そしてもう一つ可能性として挙げられるのが、インフルエンザ脳症に代表される、薬害の問題です。

◉解熱剤を使うことによる薬害

実はインフルエンザ脳症という病名があるのは日本と台湾だけです。これは解熱剤を使うことによる薬害です。解熱剤の投与が原因で急性脳症を発症しているということです。インフルエンザ以外のあらゆるウイルスにおいて、解熱剤や免疫抑制剤を使うことによって起こる可能性があります。

がんもどき理論で有名な近藤誠医師は、欧米でいう「ライ症候群」とインフルエンザ脳症は同じであると言っています。

ライ症候群は発熱、けいれん、意識障害などの症状と肝臓機能障害を伴う急性脳症のことで、死亡に至る多くのケースでアスピリンなどの抗炎症鎮痛剤が使われていることが、オーストラリアの病理学者ライ氏によって報告されたことが名称の由来です。

インフルエンザ脳症は既存の日本医学によれば、子どもに発症しやすく高い死亡率があり、インフルエンザ患者が発病する合併症とされます。インフルエンザ脳症の症状は発熱と、呼びかけに応じないなどの意識障害、15分以上続くけいれんのほか、自分の手を食べ物だと思ってかじりついたり、ついていないテレビを見て「ネコが来る」と言ったりする異常言動などとされます。また、行政レベルでも自宅にある解熱剤などを子どもに与えると、インフルエンザ脳症が悪化することもあるとしています。この場合、解熱剤が原因とは述べていませんが、なぜ日本だけこの病名が使われるのかを考えなければなりません。

そしてインフルエンザ脳症の患者が、重症化する前に解熱剤や風邪薬などを使っているかどうかは、国のデータなどには見当たらないというのも重要なところです。

◉なぜ解熱剤や風邪薬がウイルス疾患を悪くするのか？

インフルエンザでもほかの感染症でもそうですが、いわゆるハイリスク者というものが存在します。具体的に言うなら高齢者・新生児・幼児・妊婦・薬物を飲んでいる人などです。これは私もそう思います。

高齢者は体力の低下によって免疫機能が低下してきますし、妊婦は子どもに栄養を与えることで基礎力が低下しています（だからこそ子作りの前によい状態を築いておかないといけません）。

新生児や幼児は獲得免疫が少なく免疫系がしっかりできていないため危険です。違う言い方をすれば、子どもは獲得免疫が少ない分、体が発熱の度合いを高くすることで免疫力を上げているのです。

なぜ解熱剤や風邪薬（ほとんどすべてに解熱剤が入っている）が、ウイルス疾患を悪くするのでしょうか。それには免疫というものの基本を知らねばなりません。残念ながら医者と呼ばれる人種は免疫の基本というのを知らないのです。

免疫の話は少ししましたが、発熱は免疫においても重要な役割を果たしています。いわゆるウイルスやばい菌を殺すために、体が熱を上げているというアレです。これ自体はまったく間違っていません。しかし解熱剤を使うということは、その場で症状を楽にする代わりに免疫を著しく下げているということです。

それはウイルスを増殖させる可能性があり、あとでどうなるかまったく予想がつきません。

また発熱が抑えられることによってほかの免疫が頑張るしかなくなりますが、その結果、免疫が暴走しかねません。これをサイトカインストームなどと呼びます。

◉インフルエンザ脳症のほとんどは医原病

サイトカインストームの状態は何が起こってもおかしくありません。膠原病の重症期であっても感染症の免疫を人為的に抑制した場合であっても、同様に免疫の暴走は起こりえます。

その症状は多彩でありインフルエンザ脳症やライ症候群に酷似するのです。というより免疫系であっても感染系であっても、重症になったときの状態や症状について、医学書で見比べてみてください。当たり前ですがほとんど同じです。

このようなことは科学的にも経験的にも昔からわかっているので、欧米などではインフルエンザの際には休養して水分やミネラルを補給し、解熱剤はぎりぎりまで使わないというのが教科書に書いてあるのです。その対応をしない唯一の国が日本だといえるでしょう。

つまりインフルエンザ脳症のほとんどすべては医原病なのです。しかし残念ながらそれを証明することはできません。

なぜ証明できないかというと、まず医者に医原病であるという自覚がないこと、次に医原病だという目線を持って調査していないこと、医者が間違ったことをするわけがないというプライド、同様に医者に対しての日本人特有の信仰、メディア操作やロビー活動など、これらが複雑に絡んでインフルエンザ脳症であれほかの医原病であれ、情報が公開され研究されることはないのです。

医療裁判などは何の役にも立ちません。実際にそんな裁判を私は何件も見てきたからこそ、こうやって予防的に多くの人が知識を持つことがもっとも重要と考え、筆をとっているわけです。

◉大量の死者を出したアスピリン

さて、インフルエンザ脳症なんて詐欺病名は措いておいて、このインフルエンザ脳症と同じような状況が昔、大流行しました。それが前述した「スペイン風邪」です。

スペイン風邪とは兵士に強制したワクチンが元凶なのは前述しましたが、1918年当時は第一次世界大戦の真っ最中であり、これはすべての兵士が強制的に予防接種を受けた初めての戦争でした。1カ月間に47人の兵士が予防接種のため命を落とし、陸軍病院は戦闘で負傷した兵士ではなく、予防接種で倒れた犠牲者たちであふれたと、これまた当時の新聞にすら書かれています。最終的に死亡者数は2000万人にのぼりましたが、これはワクチンだけの問題ではなかったのです。

感染者の数は6億人に及んだと推測され、死者は２０００万人から多く見積もっているデータでは５０００万人とまでいわれます。日本では39万人が亡くなったといわれています。当時の日本の人口は６０００万人弱なので、かなりの割合であるといえるかもしれません。米国では50万人が亡くなったといわれています。

もともと3月のシカゴ付近が最初の発症といわれていて、米軍が第一次世界大戦参戦でヨーロッパに行ったことから、ヨーロッパで大流行しました。その後、秋になると世界中に広がり、ウイルスが狂暴化していったといわれています。流行の第三波は１９１９年でしたが、日本は１９１９年の被害が大きかったとされています。

１９１８年～19年に死亡者を出したのは、大流行のスペイン風邪だけが問題なのではなく、アスピリンだったのです。

アスピリンは現バイエル社が製造したクスリですが、バイエル社の元の会社はＩＧファルベンというケミカル系の会社であり、ナチス支援をしたことでも有名です。ロスチャイルドなどの財閥系がいわゆる資金援助をしていたということで、陰謀論などでもよく出てくる名前です。２０００万～５０００万人近い死者が出たといわれている大惨事によってこの製薬会社は大成功を収めたのです。

こうやって「問題発生」→「薬の宣伝」→「薬が馬鹿売れして製薬会社の利益」という構図

が作られてきたのです。

ちなみに米国のある統計では、スペイン風邪に現代医療＝アスピリンなどに代表される対症療法をした人は2万4000人でしたが、そのうち6768人（死亡率28・2％）が亡くなりました。一方、ホメオパシー（同種療法）を受けた人は2万6000人いましたが、そのうち死亡した人は273人でした（死亡率1・1％）。

これは免疫を理解してしまえば当たり前のことです。それがホメオパシーであっても東洋医学であっても、それらの方法論は直接治すのではなく免疫を援助したり、体力を援助しているだけです。現代西洋医学＝アロパシー医学＝対症療法は、目先だけを楽にしますが免疫を著しく抑えているのです。

【ワクチン不要論⑭】

「ワクチンはダメなら感染症をどうするか?」と聞かれるが、残念ながら人類の歴史上、感染症を完全に防ぐ手だてなど存在しない。

そして、感染症が重症化することの本質的な原因こそが、日常的な現代人の隠れ栄養失調、免疫力低下の問題である。さらにもう一つ可能性として挙げられるのが薬害なのである。

15 先天性風疹症候群の嘘

◉「先天性風疹症候群が怖い」という嘘

最近、麻疹や風疹のワクチンを打てと煽られていますが、昔はみんなかかりにいっていたものです。それがどうしてワクチンなのか、もう少し考えないといけません。

麻疹（はしか）であればSSPE（亜急性硬化性全脳炎）になるという脅し、そして風疹であればCRS（先天性風疹症候群）になるという脅しです。

昔とてこのような病気がなかったわけではありません。感染症自体は人類にとって永久不滅のテーマですから。

CMでも公民館のポスターでも雑誌の医療漫画でも、「先天性風疹症候群が怖い」という嘘を広めるのに躍起になっています。この「先天性風疹症候群が増えている」というメディアプロパガンダこそが、一番怪しいのです。

診断年	都道府県	母親の感染地域	母親のワクチン接種歴	母親の妊娠中の風疹罹患歴
2000	大阪	国内	なし	なし
2001	宮崎	国内	不明	不明
2002	岡山	国内	不明	あり
2003	広島	国内	なし	あり
2004	岡山	国内	不明	あり
	東京	国内	なし	あり
	東京	国内	不明	あり
	岡山	国内	あり（母子手帳に記載）	なし
	東京	国内	なし	あり
	神奈川	国内	あり（記憶）	なし
	鹿児島	国内	あり（記憶）	なし
	熊本	国内	なし	あり
	大分	国内	なし	不明
	長野	国内	不明	あり
2005	大阪	インド	不明	あり
2006	愛知	国内	不明	あり
2009	長野	フィリピン	なし	あり
	愛知	愛知	あり（詳細不明）	あり
2011	群馬	ベトナム	なし	あり

（感染症発生動向調査より）

先天性風疹症候群報告症例（1999年4月〜2011年8月）

これをもう少し詳しく分析してみましょう。基本的に全国の風疹流行は１９９３年を最後に認められておらず、それとともに先天性風疹症候群の発生数も非常に少なくなっていました（何度も書いていますが、インフラ整備などが理由です）。

しかし、２０１２年以降、関東や関西地域を中心に風疹が流行しているとされており、２０１２年秋以降、先天性風疹症候群が全国で22人報告されています。２０１３年のデータではさらに増えて30人以上となり、特に関東圏が20人以上で東京都だけで13人になっています。

しかしここで重要なのが、風疹にかからなくても風疹の証明などしなくても先天性風疹症候群だと病名をつけることができる点です。以下に詳しく説明します。

右の表は「感染症発症動向調査」という国が調べたデータで、もともと先天性風疹症候群は一年に0〜2人くらいしかいませんでした。はっきり言ってワクチンで死んだり、後遺症や副反応が出る子はその何十倍も何百倍も多いわけですが、完全なるデータは存在しません。

表では2004年だけ9人なのですが、私はこのデータは誘導があるのではと思っています。それはさておきこの表においては母親が風疹にかかったかどうかも記載されているのですが、「風疹にかかってない」という人が少なくとも4人います。不明というのも2人います。とするとかかったというデータさえ怪しく見えてきますが、これがいわゆる症候群と呼ばれるもののあいまいさなのです。

医学的に言えば抗原抗体反応を診て診断したふりをしている、ということになるのですが、症候群という病名は「この症状とあの症状がある」＝〇〇症候群とつけるだけなので、原因が風疹でなくても先天性風疹症候群と診断できるのです。

これほどいい加減な病名はありません。

◉なぜ先天性風疹症候群が2012年と2013年になって急速に増えたのか

さて、ここで考えていただきたいのです。原因が風疹でなくても先天性風疹症候群と診断できる体系、２０１２年に急にそれまでの10倍以上に増え、２０１３年は20倍近いと言っても過言ではありません。

ちょっとでも真面目に社会統計などを勉強した人ならわかると思いますが、インフラが破壊されたわけでもないのに、このような数字の変異を示すことなどありえません。もともと風疹は誰でもかかる身近な病気だったのです。では、なぜ２０１２年と２０１３年になって急速に増えるようになったのか、これはワクチンだけでなく放射能の知識も総動員して考えねばなりません。

ここで導き出される結論は、現在の先天性風疹症候群の多くは風疹が原因ではないということです。２０１２年から急激に状況が変わっているので、２０１１～２０１２年が問題だと考えることができます。

しかし科学や研究論文などに凝り固まった医学者や、その影響下にある市民たちは、与えられた情報にしか興味がないので考えることができません。

この先天性風疹症候群の多くは、放射性物質と放射線の影響を受けている可能性が非常に大きいと私は考えています。発育遅滞、精神発達遅滞、心臓病、血小板減少などと、放射性物質がもともと起こす病気との類似点も考えていただきたいのです。

◉「風疹のせい」が好都合な理由

ただ、これを証明することは現状無理であり、こんなことを発信しているのは日本にも世界にも私しかいなさそうです。放射能に関してもその他の社会毒に関しても、因果関係を証明することが難しいばかりか、国家側はそれに対する真面目な研究などさらさらやるつもりはなく、隠蔽することしか頭にないからです。

放射線が妊婦や新生児に影響を与えること、遺伝子に影響を与えることはもはや書くまでもないことであり、原因がなんであれ先天性風疹症候群になるのであれば、2011年からの問題が一番の原因として考えられます。もちろんこれは絶対的に放射能だけの問題として説明できるわけではなく、さまざまな細胞毒や社会毒でも人体の損傷は起こり得て当然です。

ちなみに「Journal of American Medical Association」の中で、妊婦が歯科医院でX線を数回受けただけでも、X線の影響により早産につながる確率が数割高くなると報告されています。X線検査を受けることによってダウン症のリスクが増すという研究データもあります。

さて、このように風疹だけのせいにすることは、医療や原発行政の側から考慮して何の得が考えられるでしょうか。少なくとも二つの意味で彼らにとっては都合がいいでしょう。

一つはもちろん放射能に関連した被害の隠蔽です。

もう一つは感染症やそれにまつわる病気を煽ることにより、製薬会社や医者たちが儲けることができます。もちろん政治家たちにとって彼らは重要なスポンサーであり、その意図に沿わなければ資金援助も受けられなくなってしまいます。そうやってカネのため権力のためだけに動くロボット政治家たちが暗躍します。

要するにマッチポンプのシステムなのです。このようなことに市民が気づくことはほぼ困難です。なぜなら少々裏の実情を知っているような人々でさえ、最後はどこかの研究や論文や御用学者の意見を拾うことしかできないからです。情報を集めるのではなく考えることができません。対立するような情報についてその整合性を図れる人間など、今の日本にはまず存在しないと言っていいでしょう。

あらゆる場所に例外なく嘘が入り込んでいるのです。

【ワクチン不要論⑮】

「先天性風疹症候群が増えている」というメディアプロパガンダを疑おう。症候群という病名はいくつかの症状をもってして名づけられるもので、これほどいい加減な病名はない。２０１２年から急増しはじめた背景を、放射能の問題も加味して考えなければならない。

16 ワクチンに隠された陰謀

◉マイクロチップによるリモートコントロール化計画

ワクチンに隠された陰謀は「隠されたウイルス」だけではありません。陰謀論的に述べられているものの代表格はマイクロチップですが、これは別に陰謀論でもなんでもないのです。いわゆる陰謀論ではイルミナティの世界計画として、人口の間引き（人口削減論）と、すべての人々にマイクロチップを埋め込むことであるとしています。マイクロチップで24時間、毎日、すべての人が追跡可能になりますが、それだけが目的ではありません。

マイクロチップと通信するコンピュータ技術を利用すれば、人間の思考、感情、そして体の物理的な動きまで操作することが可能になります。マイクロチップに独自の信号を送受することで、集団的に操ることも、個別に操ることもできるとされます。リモートコントロールで誰かを殺すことさえも簡単になります。

昨今、明らかにマイクロチップ化は進んでいて、このことは陰謀論でもなんでもありません。

1997年にCIAの科学者が話したところによれば、政府の秘密軍事研究プロジェクトで開発されたマイクロチップは、その当時でさえワクチン接種に使用される皮下注射の針で注入することが可能なほど小型化されていたのです。

すでに犬や猫などのペットや競走馬など動物へのチップの埋め込みは進められてきています。米軍の兵士は実際に人体にチップが入っています。米軍関係者に聞いた噂では、彼らの中でチップが入っている人は、どこに遊びに行ったか何時に外に出ているかばれてしまうのだそうです。

●ワクチンの形をした生物兵器

ワクチンに関する恐ろしい話は数多いのです。たとえば1972年のWHO内部書類では、ワクチンの形をした生物兵器の開発の必要性が言及されています。

WHOが72キロ分の鳥インフルエンザウイルスに偽装ラベルを貼って、バクスター社に送付していたことなどを証拠として、オーストリア在住の医療ジャーナリストのジェーン・ブルガマイスター女史は、国連・WHO・米大統領を相手取って告訴しています。

彼女は、WHOがパンデミックを煽るのは、WHOが世界各国にワクチンの強制接種を含む

180

感染症対策を強制する権利を得るためであったと述べています。彼女は、告訴直後に職場を解雇されました。

2008年には、バクスター社が、インフルエンザワクチンに強毒性の鳥インフルエンザウイルスを混入させたうえ、18カ国に輸出・販売していた事件が明るみに出ました。

バクスター社といえば、薬害エイズ事件のときにエイズウイルスの混入した血液製剤を日本、フランス、スペインなどに輸出した企業ですが、ワクチンについても同じことを行なっているわけです。

さらに言うと2008年にバクスター社は米国の特許局に、ワクチンの特許を申請しているのですが、新型ウイルスが発生する前からこのウイルス用のワクチンの製造特許を取得しています。

特許申請書類では通常流行している季節性インフルエンザ（H3N2）のほかにも、自然発生しにくいとされる豚H1N1ウイルスワクチンまで特許登録していることがわかっています。

医療業界やワクチンに関することで〝偶然〟というのは存在しません。

いわゆるワクチンやクスリによって人口を減らすという作戦を、陰謀論的には人口削減論と言いますが、これについてはすでに述べました。古くは農耕が始まり貴族制ができたころにまでさかのぼるのですが、近世でも1900年代からロックフェラー、ロスチャイルド、その他

181　　16　ワクチンに隠された陰謀

多くの貴族や財閥が公然と進めてきた考え方が「優生学」であり、それは消極的優生学として具体化されていきました。

この消極的優生学とは望ましくない血統を計画的に絶やすことです。一方で積極的優生学とは優良な血統を自ら創造するという意味で、これが実現不可能だったため消極的優生学に切り替え、相対的に自分たちが優秀だと決めつけていったのです。

◉南米におけるワクチン接種キャンペーンの真実

ジャーナリストのウィリアム・ユングドールによると、1990年代にWHOは、ニカラグア、メキシコ、フィリピンで破傷風を予防すると称して、15歳から45歳の数百万人の女性にワクチンを接種するキャンペーンを実施しています。しかし「なぜか」ワクチンは成人男性にも男の子どもにも投与されなかったのです。

この奇妙な矛盾にメキシコのコミテプロビダ（ローマ・カトリックの在家団体）が疑念を抱き、ワクチンのサンプルを検査したところ、この破傷風ワクチンはヒト絨毛性・性腺刺激ホルモン（hCG）を含有することが明らかになりました。これは天然のホルモンですが、破傷風トキソイド（毒素）と結びつくと、女性が妊娠を維持できなくなる抗体を刺激することがわかっています。

ロックフェラーの人口評議会、世界銀行（CGIARの本部）、米国の国立衛生研究所とともに、ロックフェラー財団が、1972年スタートの20年もの長期プロジェクトに関与し、WHO用に開発した破傷風毒素含有ワクチンで密かに中絶活動を行なっていたことが判明したのはのちのことです。なおノルウェー政府は、この堕胎効果つき破傷風ワクチンの開発に4100万ドルを寄付しています。

◉「医」はなんであるか？

日本のワクチン、特に子宮頸がんワクチンなどは不妊の意図があるのではないかと疑われています。さらに陰謀論的に述べるのであれば、日本のトップ研究機関である国立感染症研究所と大手製薬会社を結びつける鍵は、戦前の731部隊にあります。

731部隊は旧日本軍の細菌戦などの研究機関です。終戦後、731部隊関係者は米軍との取引により、スタッフの多くが製薬企業や大学および大病院の院長などにおさまり、医療業界を牛耳ってきました。

もともと戦時中から非人道的な研究を行なっていた731部隊ですが、米国と取引したときも保身と金儲けしか考えていないのですから、日本の医療がそもそも日本人のことを考えないのは当たり前のことです。古くは府中刑務所におけるチフス人体実験から始まり、新潟精神病院のツツガムシ病人体実験や、ミドリ十字の陸上自衛隊における赤痢予防薬の人体実験、薬害エイズや薬害肝炎問題など、挙げればきりがありません。

日本の医療界は常に国民を人体実験の対象としてきたわけですが、これは戦後に限ったことではないのです。

医療とは何かと問われたとき、多くの人は勝手な妄想として「医は仁術である」と答えます。現在の医療が「医は算術である」と揶揄されるのは、ちょっとした人たちにとっては常識なのでしょうが、そんなわかったふりをする人々も、どこかにマシな医療や人を救うための医療があると思っているのです。しかしそれこそが勘違いの無知な市民願望に過ぎないものなのです。医は算術でさえないのです。

医療とは何なのか、医学とは何なのか、それは歴史のすべてを鑑みればわかりますが、「人を殺すための技術」であり、「人体実験を追求するための技術」です。

もともと東洋医学では医官や医者というのは非常に地位が低く、食官が圧倒的に地位が高かったわけですが、それは病を治せないだけでなく医者に対する軽蔑的なまなざしがあったからです。

そして古くから奴隷制度の中で拷問や実験に使われたのも医学的知識でした。さらに言えば貴族が快楽のために陶酔的薬物に走るのを助けたのも、医学（というよりこの場合は薬草学）と宗教の融合であり、洗脳したり暗殺者を養成するための薬物開発（いわゆる麻薬や大麻や吸入薬物のルーツ）も医学の仕事でした。

多くの人は戦争のとき医学が人を救ったのではないかと言います。けがや外傷、出血などを止めるために古今東西にわたり医学が使われました。感染症対策のためにもハーブや生薬が用いられたわけです。それは確かですが、そうした医学が一番発達する土壌は、やはり戦場にあったのです。

戦場において兵士を治療するもっとも根本的な目的は何でしょうか？

その根本にあった考え方は人を助けるということではありません。兵士を修理するということであり、その兵士をもう一度戦場に送り返すという思想でもあり、最終的には兵士に死んでもらうという思想が横たわっているのです。下手に修理して苦しみつづけてもらうという意図も含まれています。この医学の源流思想は現在でも脈々と受け継がれ、世界中で人を殺し苦しめるのに役立っています。

ここで何が見えてくるかというと、医学とは虐待学であり実験学であり支配学であり、ワクチンはそのために使うもっとも有効な道具だという点です。

ワクチンの意図には病気作りという目的があり、カネ儲けという目的があります。それは確かですし不妊にしたり実際に副反応で殺すことで、人口削減的な意味もあります。

しかしワクチンの本質は人口削減ではないのはすでに述べたとおりです。人口を削減するな

らもっと別の方法がたくさんあり、そちらのほうが人口削減するうえでは効率的です。

そうではなくワクチンとはいかに人を奴隷化し、いかに思いどおりに操るか、を一番考慮し

て広げられているのです。

【ワクチン不要論⑯】

ワクチンは優生学と結びつき、病気作りを行ない、金儲けを行ない、人類の奴隷化を

行なった。

医療とは何かと問われたとき、医学の歴史自体を振り返れば、それは「人を殺すため

の技術」であり、「人体実験を追求するための技術」だったことがわかる。

186

17　ワクチンを打たないための方法

◉「ワクチン受けましょう」は憲法違反

ここまで読んであなたがワクチンを打ちたくなくなってきたら、おそらく生物的にまともな発想をお持ちなのだと思われます。

社会がワクチンを打てと強制してくる時代になりつつありますが、それに対しても予防策を練ると同時に、そもそものワクチン行政を根本から打破するために、ワクチンの問題について常に啓蒙してほしいと思います。

そもそもワクチンを「必ず受けましょう」「接種率100％を必ず達成しましょう」「接種しないと不利益を受けます」などというのは違法行為です。憲法違反だといってもいいかもしれません。

予防接種法においては、国や都道府県・市区町村が、予防接種が義務でないことと、害反応で重篤な被害が出る危険があることも十分説明したうえで、予防接種を推奨する必要があります（誰も説明などしてませんけどね）。

日本においてほとんどの予防接種は義務でないので、「必ず」とか「打たないと〇〇させない」というのは不適切極まりありません。

保育園や幼稚園に入るとき、学校に入るとき、実習に行くとき、仕事に就いたあとなど、ワクチンを打てという要求はすべて違法行為なので、相手と面談するときは録音しておくくらいの気概が必要です。そしてワクチンを打たない根拠として、多くのワクチンの危険性および無効性に関して資料を揃えておくことが肝要です。

◉医師や保健師に対抗する方法

たとえば国公立大学が、信念や宗教上の理念に基づいて接種を拒否している人の入学を拒否することが昨今あるようです。これは憲法19条、20条、26条に違反しています。

日本国憲法第19条は、日本国憲法第3章にあり、思想・良心の自由について規定しています。本条は精神の自由である第20条、第21条、第23条の総則的規定です。思想および良心の自由は、これを侵してはなりません。

日本国憲法第20条は日本国憲法第3章にあり、信教の自由と政教分離原則について規定しています。

1．信教の自由は、何人に対してもこれを保障する。いかなる宗教団体も、国から特権を受け、又は政治上の権力を行使してはならない。

2．何人も、宗教上の行為、祝典、儀式又は行事に参加することを強制されない。

3．国及びその機関は、宗教教育その他いかなる宗教的活動もしてはならない。

日本国憲法第26条は、日本国憲法第3章にあり、教育を受ける権利および義務教育について規定しています。

1．すべて国民は、法律の定めるところにより、その能力に応じて、ひとしく教育を受ける権利を有する。

2．すべて国民は、法律の定めるところにより、その保護する子女に普通教育を受けさせる義務を負ふ。義務教育は、これを無償とする。

定期健康診断の際に、医師や保健師から「絶対に予防接種を受けなさい」などと言われた場合、反証を示すと同時にそのことが違法行為であるということを知っているか、相手に必ず確認することです。

それでもしつこい場合は市長や村長などの首長、保健所長宛ての「行政手続法第35条に基づく書面交付要求書」を提出するという手もあります。

医師（保健師）がこれを受け取らないことは違法であり、それらの自由選択権は市民にあるということです。また効かなかった場合や何かあった場合、そのすべての責任を医師と保健師にとらせるという、誓約書を書かせるというのも手段です。

◉あなたにはワクチン接種を拒否する〝権利〟がある

もっともシンプルに理解しておくべきことは、あなたにはワクチン接種を拒否する権利があるということです。すべてのワクチンは任意接種です。効かないことがわかったからこそ任意接種になったのです。

公立学校の通学にも修学旅行にも幼稚園の入園にも、ワクチン接種は必須ではありません。そもそもワクチンが効くのであれば、ほかの人がワクチンを打っているのだから、あなたが打つ必要がありません。ありがたいワクチンが防いでくれるはずですから（もちろん防ぎませんが）。

子どもを感染症にしたくなければ、ワクチンを打つことよりも、すべきことはたくさんあります。

▼体温を上げて、免疫力を高めること。
▼運動させて体力をつけること。
▼適切な栄養、良質な水、十分な睡眠をとらせること。
運動の習慣と心の充足こそが重要です。というよりそれしか方法はないのです。

何度も言うように、残念ながらこの世界において、感染症を完全に予防する方法などありません。これは生物の摂理のようなものです。

よくワクチンを打たないでどうやって予防するのだという人がいますが、これははっきり言えば感染症を人類が防げるという妄想に浸っているだけで、インフラ整備以上に人間にできることなどないのです。この先も永久的に感染症を防ぎきる方法はありません。

◉「ワクチン打て」への対抗策あれこれ

さて、それでもこの世界では小児科医や保健師や教師などという、狂った人々がワクチンを強要してきます。

決して普通の小児科にかかって議論してはいけません。彼らは結論ありきで子どもは生贄であり、金づるとしか考えていないので、御用学者や製薬会社の科学的データしか知らず、歴史や法律など知りもしませんし、守りません。そんな小児科医にかかっている親のあなたが悪いのです。

ワクチンを打って非常に体調が悪くなりアレルギーがあったと主張するのも一法です。これは常にあることですから嘘でもなんでもありません。

理解がある医師が近くにいるならアレルギーの診断書を書いてもらう方法もありますし、当院でも書いています。

しかし診断書に頼ることなく、保健師や教師など論理と科学的根拠で蹴散らせるようにならなければ、結局口車に負けて虐待扱いされてしまうかもしれません。父親を一緒に連れて行き、後ろに用意しておきましょう。要は親の本気度次第です。

当然ワクチンが危険であるという資料を一式揃えましょう。理解のある医師にかかったうえで「医師の指導の下に選んでいるのだ。あなたは専門家の意見を専門家でもないのに否定するのか！」と権威を逆利用しましょう。

保健師や教師や自治体の職員を相手にするときは必ず録音し、ワクチンを強制してきたときは、何かあったときの全責任を取らせる書類を書かせるようにしましょう。ワクチンに反対する団体や近くのセラピストに、場合によっては一緒に行ってもらうのも一法です。

◉ワクチンに理解のある小児科医を見つけておく

最近の問題は保健師と児童相談所と小児科医のタッグです。これも同様のことで乗り切ります。現在ではワクチンを打っていないことと乳幼児健診を受けていないことは、虐待と扱われる要因になっているので、ワクチンについて理解のある小児科医を見つけておくことは必須です。

そしてママ友が多いこと、地域の有力者（地方議員など）と友だちになっておくこと、家庭内で共通認識を持っておくこと（夫婦バラバラは危険）などが重要です。

すべては親の本気度次第です。誰かになんとかしてもらおうと思っている段階で、子どもを守ることなど不可能であり、体裁など捨てる覚悟がなければ今の時代では生き残れません。

そしてもっとも重要なのはワクチンを否定する人がまだ少数派だということです。

ワクチンについての真実を知っている人が増えない限りどんな逃げ口上を考えてもジリ貧なのです。あなたが周りにひたすら伝えることが、ワクチンを打たなくて済むもっとも重要な方法なのです。

◉ワクチン被害の届け方

繰り返しになりますが、製薬会社や保険会社やそこから金銭支援を得ている国および医師は、あなたたちが病気になろうが知ったことではありません。米国ではワクチンで何か悪いことが起きても、製薬会社や医者を訴えることはできません。いずれも1986年の「児童ワクチン被害法」で保護されています。

当時のロナルド・レーガン大統領が署名・発効したこの法律では、「ワクチンのメーカーは、ワクチンに関連する傷害や死亡から発生した損害の補償を求める民事訴訟において、法的な責任を負うことはない」と定められています。さらに最近は州によってはワクチンを強制で打つという法律が通っています。そのせいで引っ越す人もいるくらいです。

ちなみにあるアンケートでは、ロサンゼルスの富裕層において、約半数はワクチンを打たないという結果になっています。本当はもっと多いんでしょうね。富裕層になるとワクチンの事情も、その抜け道も知っているといえるでしょうか。

◉すでに打ってしまった人のために

すでにワクチンを受けてしまって被害がある人や、これから無理やり打たせられて被害が出たという人のために、ワクチンに関しての被害の届け方を書いておきます。

定期接種には一応「被害救済制度」があります。しかしあまり信用してはいけません。地方自治体や医師向けの手引書に「予防接種を受けたあと、高い発熱、ひきつけ、けいれんなど異常と思われる症状が出たときは、すぐに予防接種を実施した市区町村の担当課に知らせてください」として、「医療費、医療手当請求書」「接種を受けた記録、診療録（カルテ）」などの提出を決めています。

しかし、実際に救済を求めて市区町村の窓口に出向いても手続きがスムーズに進まないこともあり、さらに精神的に傷つけられるケースがあります。そういう現実があることも知っておきましょう。

役所とのやりとりや、子どもの症状は、できるだけ詳しく記録しておきましょう。役場に提出する書類はすべてコピーを取っておくことも大事です。また医師や保健師については相手の名前を必ずメモしておき、録音することも必須と言えます。

任意接種の場合、新型インフルエンザワクチン、子宮頸がん・ヒブ・小児用肺炎球菌ワクチンなどの接種事業が始まり、この原稿執筆時点ではすでに子宮頸がん、ヒブ、肺炎球菌などは定期接種になってしまっています。

２０１１年の10月からは「新たな臨時接種」もできて救済の仕組みが複雑になっています。厚生労働省や市町村のホームページなどで確認しておきましょう。

不活化ポリオワクチンなどの未認可薬品は、現時点では承認された医療品ではないので、公的な救済制度の対象ではありません。

しかし重要なのは、そもそも国は助けてなどくれないし、助けないのが当たり前ということを自覚しておくことです。

また後遺症や副反応が起きたときのポイントを示しておきます。

【副作用が起きたときの8つのポイント】

(1) 接種後に発熱や頭痛、嘔吐、ひきつけなど異常を生じたときは、すぐにワクチンの害に医師の診断を求めます。診療の結果「予防接種とは関係ない」と言われても、親として副作用が疑われれば、(4)の届け出をする権利はあります。因果関係は最終的には国の審査会が判定します(何度も書きますが期待してはいけません)。

(2) 医師の診断に疑問や不服があったら、ほかの医師に診断を求めます。

(3) 異常が収まったようでも、10日程度は子どもの体調を観察しておきます。

(4) 高い発熱、けいれん、麻痺など、副作用と思われる症状が出たときには、定期接種の場合は市区町村に、任意接種の場合は独立行政法人・医薬品医療機器総合機構に連絡します。

(5) 市区町村に事故届が受理されたら、情報公開制度を利用して、健康被害調査委員会のあとで事故調査報告書や請求録を入手しておきます。もしも救済されないとなったら、国の審査議事録も同様に入手し、議論内容や判断の根拠などを検討し、反論があれば審査請求などの検討をします。

（6）医薬品医療機器総合機構に申請するときは、接種した医師の「投薬証明書」、診察した医師の「診断書」などが必要になります。

（7）定期・任意いずれの場合も、受付担当者とのやりとりや子どもの体調は、できるだけくわしく記録し、提出する書類はすべてコピーを取っておきましょう。

（8）申請や審査請求では、医師の意見書をつけることや医療事故や薬害に詳しい弁護士などに相談することを考えましょう。

◉感染症予防についての嘘

ワクチンとは直接関係ありませんが、補足として感染症予防の嘘について書いておきましょう。

いわゆる「うがい」「手洗い」「マスク」は感染症を予防しません。そもそもうがいで鼻や口の粘膜についたウイルスはとれませんし、うがい薬を使うとさらに感染しやすいというデータもあります。私はうがいをしませんし、イソジンやアズノールなど論外ですが、風邪をひくことなどまずありません。

また手洗いも意味はなく、洗剤などによる過剰な手洗いが病気を増やすことは、多くの人が指摘していることです。

気になる人は水洗いだけで十分です。日本の水道は塩素濃度がたっぷりですから。

マスクもまったくと言っていいほど無意味です。これほどにマスクをしている国は日本しかありません。

自分が感染してしまったときにマスクをするのは、少しだけ効果があるかもしれませんが、そもそもこのようなことで感染症を防ぐという発想がナンセンスなのです。先住民はこんな方法は一切とりませんが、われわれよりも免疫が高く、ケガをしなければ感染症にはなかなかならないのです。

【ワクチン不要論⑰】

日本においてほとんどの予防接種は義務でないので、「必ず」とか「打たないと〇〇させない」というのは不適切であり、「ワクチンを打て」という要求はすべて違法行為である。

ワクチンを打たない根拠として、ワクチンの危険性および無効性に関して資料を揃えておくことが肝要。あなたにはワクチン接種を拒否する〝権利〟がある。

18 ワクチンと児童相談所の関係

◉児童精神科医の草刈り場と化した児童相談所

ワクチンの問題で必ず知っておかねばならないのは児童相談所の問題です。

私は児童相談所の専門家でもなんでもないのですが、児童相談所の闇を取り扱うために『児童相談所の怖い話』を執筆しました。この本は私自身の中ではもっとも売れてほしい本なのですが、実際のところ他書にくらべさっぱり売れていないと言わざるを得ません。

今、児童相談所は完全に児童精神科医の草刈り場と化しており、病院や学校などの罪の隠蔽機関ともなっており、下っ端公務員たちの金づるとなり下がっています。また、児童相談所は国家と企業に逆らう者たちの子どもをさらい、お上の言うことを聞かない人々に完全なる支配を強要する、児童拉致脅迫機関です。

彼らはまったく子どものことなど考えてはいませんし、小児科や看護師や保健師や教師とつるんで、児童虐待という名の捏造冤罪を繰り返していきます。児童相談所の詳細については拙著をお読みいただきたいですが、この原因としてはいくつかあります。

①児童相談所の行なう「虐待判定」というもののしっかりとした根拠が示されない。
②判定を行なうにあたって、子どもを密室の中に連れていき、密室の中で行なわれる。
③児童相談所の権限が強いため、この法律に書かれた手順やシステムを無視している。
④虐待事実がなかったことが判明しても、引き離した児童相談所の責任は一切問われないシステムになっている。隠蔽、書類の改竄、脅迫は当たり前になっている。

初めての方にとって信じることは難しいところかもしれません。

●虐待の増加という数字のトリック

そもそも日本では現在、虐待が増えていると言われていますが、これは数字のトリックを使った大嘘です。実際に増えているのは通報件数であり、その通報には妥当性や根拠などほとんど含まれていないのです。代わりに横ばいとなっているのは児童虐待による死亡者数ですが、これは児童虐待の実態を示す客観的な数字の一つです。しかしこの数字が増えてもいないし減ってもいないのは、一つには児童相談所は有効な手立てを何も打っておらず、真に虐待するような親たちは非常にメンドクサイ親なので相手をしていないということ、二つめにそのまま児童虐待自体が増えていないことを示唆しています。

当初、私が児童相談所の問題に関心を持った理由は、やはり子どもが薬漬けになっているという現実、そして面会が一切遮断されているという現実を知ったことにありました。

私も最初は信じられず、虐待親の言い訳ではないかと思ったことがあります。

しかし調べてみればわかりますが、仮にそれが言い訳であってもこのシステムには同情の余地が一切ありません。そしてこのシステムだと逆に虐待を受ける子どもたちが助かる余地はほとんどありません。

もちろん児童虐待の世界はそう単純ではなく、児童相談所が扱う虐待事案がインチキなケースだらけなのはもちろんとして、虐待とまで言えないものの親が法的トラブルを起こす、社会とトラブルを起こすなどのケースも散見されます。児童相談所によって〝拉致〟された親同士がけなしあうケースもあります。親がただひたすら自分は正しい、自分は間違っていないと主張するケースが多いのは否めません。

◉重要な地域でのグループ作り

ただワクチンや児童相談所の問題は、日本だけでなく地球レベルの次世代の問題であり、われわれ親世代はすべて被害者ではなく加害者であり加担者である、それは〝拉致〟された親たちでさえもそうであるというのが私の基本概念です。

さて、このような児童拉致、児童を人質にとる流れが加速していて、その中でも一番脅迫に利用されているのがワクチン問題なのです。

ワクチンを拒否する人たちには脅しをかけるのが一番であり、そのときに有効なのが児童相談所への通報です。ワクチンを打たない＝児童虐待であるとすれば、児童相談所への通報も可能になるのです。

この腐った世界ではなんの苦労も努力もしないでワクチンを打たないで済むわけがありません。

対応策として特に重要なのは、地域でグループを作ることです。これは「子どもの未来を考えよう会」でも、「ワクチンについて勉強する会」でもなんでもいいわけです。

私は本書を出版後に全国で「母親連合会」のようなものを作る予定です。政党構想にもかかわってくることで、こちらに興味のある方は私のフェイスブックやツイッターなどをご参照ください。こういうのは別に宗教のように会を運営する必要はありません。いわゆる昔ながらの市民運動であり、草の根運動です。

そういう会と名刺があることで中途半端な嘘は逆効果だと相手に知らしめることができ、また仲間がいる＝児童相談所に拉致されにくいというのも示すことができます。

そういう会の運営が楽しくなってきたら、行政や公的機関などに乗り込んでいくのもまた一興です。そのときは必ず相手の所属と名前を控えて、録音するのを忘れないようにしてください。

【ワクチン不要論⑱】

ワクチンを拒否する人たちにとっての問題が児童相談所である。ワクチンを打たない＝児童虐待であるとすれば、児童相談所への通報も可能になる。

そうしたことを防ぐためには、地域でのグループを作ることである。この腐った世界ではワクチンを打たないでいるためにも、さまざまな行動が必要になってくる。

19 ワクチンを打ってしまった人の対処法

◉ホメオパシーについての大いなる誤解

何も知らなかったときにワクチンを打ってしまい、ワクチンの真実を知って慌ててしまう人がいます。講演会などでもよく「ワクチンを打ってしまったのですが、どうやって解毒すればいいでしょうか?」という質問をもらいます。

気をつけなければいけないのは毒を入れてしまったからといって、なんでもやればいいというものではないのです。

一番ありがちな方法がホメオパシー（同種療法）です。よくホメオパシーは安全で副作用の少ない方法だと思っている人が多いですが大間違いです。ホメオパシーをやったあとに悪くなる人をかなり見かけます。

それはホメオパシーの使い方が悪いという問題（ホメオパスの腕が悪いという問題）とは違

います。それもときどきありますが、問題はホメオパシーが非常に強力な方法だということなのです。

ホメオパシーは物質を薄めて投与するので、大した効果はないと一般の人は考えてしまいます。また一般の医者はインチキとしかみなしません。しかし往々にして非常に強力な好転反応を示してしまうのです。

たとえばワクチンを打って特に大きな問題がなかった子どもがいたとして、その親がワクチンのことを知り、焦ってホメオパシーで解毒しようとすることがあります。ワクチンの毒を抜こうとホメオパシーを使ったことによって、精神病のようになる、てんかん発作が出る、ひどい湿疹が止まらなくなった、などはよくある反応です。好転反応だからいいじゃないかというホメオパスや民間療法家がいますが、医療の原則というのをまったくわかっていません。

まず好転反応だからといって、それを出していいかという視点が欠けています。好転反応だって出ないでよくなったほうがよりよいのです。

次に好転反応であってもなくても、もとあった状態より自らの治療によって悪くしてしまっています。これは医療としては厳に慎まねばならないことです。

つまりワクチンに対してホメオパシーは強力に作用はするのですが、その使い場所とタイミングはいつも考えておかねばならないのです。

◉ホメオパシーは効果があるのか、ないのか

具体的には、ワクチンによってなんらかのひどい症状や病状に陥っている場合は、ホメオパシーを使うことは「あり」であり、私も第一選択にしています。

ただホメオパシーは欧米では医療として認められた方法であり、実は作用が強力なので何もないときに使ってはいけません。ワクチンを打って元気なら特別な医療行為は行なわず、新たなワクチンを打たないこと、食事を見直すことを優先するだけで十分です。

ちなみに「サウナや発汗療法でワクチンの毒は抜けますか？」と聞かれることがありますが、私が観察している限りあまり効果はないようです。

ワクチンの毒はそれぞれミネラル毒と脂溶性毒で、発汗温熱療法も効きそうな感覚を持ってしまいますが、その毒の量自体はそれほどではないのに、劇的な有害作用を示すわけです。それはそれぞれの毒性というより、ワクチンの毒の独特な混合配分の相乗効果によって体に毒性を示すわけです。

この部分はまさに私の感覚であって、科学的に証明されたものではなく、また証明できる人はまずいません。

この毒性は毒の観点でいうと閾値に基づく力ではなく相互作用に基づきます。それにより人間の免疫を強制的にいじくる結果、前述したような問題が起きてくるわけですが、これは単に毒を抜いたから収まるという簡単なものではありません。

●ワクチンもホメオパシーも、毒を薄めて投与する

だからこそ量子力学的な作用を持つホメオパシーはワクチンを得意分野にしているのです。毒を薄めて投与すると究極的に言えばホメオパシー的な考え方であり、だからこそホメオパシーは薄いけど強力な毒に対していうのは双方ともに共通の考え方であり、だからこそホメオパシーは薄いけど強力な毒に対しても効果を発揮します。違う方法でサウナなどで毒物を押し出そうとしても、ぱっとしないのは量子力学的の作用がないからです。

これはキレーション（ミネラルを吸着して外に出すデトックス法）も同じで、キレーションにも量子力学的作用がないことに注目する必要があります。ただしキレーションはワクチンの有害ミネラルが、直接有害作用を示している場合は強力に効果を発揮します。

このキレーションも安易に行なわないほうがいいでしょう。先ほども述べたように、まずなによりもワクチンを打った子どもが元気でいるのなら、無理に体をいじくらないほうがいいのです。それより次の毒を入れないことと食事に留意すること

208

です。

ワクチンに対して有害事象が出ているかどうかの判断はなかなか難しいものです。薬害を研究している医師は日本にはいませんし、世界でも非常に稀です。

またワクチンの有害事象が出ているとしてホメオパシーを使う場合は、風邪でホメオパシーを使うのとは違うので専門のホメオパスに相談してください。ここでも、安易にホメオパシーは安全とか副作用がないとか、なんでも好転反応で片づけるホメオパスもいるので、そういう人は信用しないほうがいいでしょう。

好転反応は体を治すための反応であり、治るためには必要なときもありますが、非常にきつい反応でもありますので、一番いいのは好転反応を極力出さないようにしながら改善させることです。

◉医者の診断書は印籠ではない

さて、もう一つ述べておかないといけないのはワクチンを打ってしまったあとの社会的対応、およびワクチンを打っていないときの社会的対応です。

前述したように、小児科医や保健師や教師などがワクチンを強要しており、やり方を間違えると児童相談所絡みになりますので注意が必要です。健診は行かないのではなく、理解のある医師にかかることです。もしそのような小児科医が近くにいなければ、県を越境してでも探す必要があります。

現実として一つの県に1人か2人くらいは話のわかる小児科医がいます。なんとか自分で探してください。そしてその小児科医でさえも信用しないで受診してください。

また、私のクリニックでは診断書を書いていますが、この診断書には使い方とタイミングがあります。よく診断書をもらえば印籠のごとく使えると思っている人がいますが、これは大きな間違いです。私が診断書を書いたからといっていつでも使えるわけではありません。診断書はタイミングが重要です。

たとえば保育園や幼稚園や小学校に入るとき、修学旅行（特に海外旅行）などに行くとき、大学や専門学校で実習に行くとき、仕事などで職場に半強制的に打たされようとしているときなどです。

そういう打診や要望が保健師や教師からあるわけですが、そのタイミングで診断書をもらいに来てもらうからこそ意味があるのです。

【ワクチン不要論⑲】

ワクチンを打ってしまっても、なんの症状も出ていないのであれば、慌てずに新たなワクチンを打たず、よい食事に切り替えることを優先するだけで十分。

ワクチンによってなんらかのひどい症状や病状に陥っている場合は、ホメオパシーを使うこともありではあるが、作用が強力なので実行の際には専門家への相談も必要。

20 ワクチンがこの世界からなくなるために

◉権力の都合、大人の都合

これまでワクチンについてさまざまなことを指摘してきましたが、残念ながら知識を得ただけでは何も変わりはしません。

日本政府および国会議員と県知事（黒岩神奈川県知事はワクチン推奨者として最悪）、小児科学会や産婦人科学会もその他の利権団体も、ワクチン推進に躍起になっています。

そして、テレビ・新聞はワクチンについて不都合なことを一切報道しません。

なぜならスポンサーが製薬会社だからであり、厚生労働省は利権頼みの学会に牛耳られているからです。

そしてそんなテレビや新聞や医師たちの虚言を信用して、「毎年打ってるから」「みんな打ってるから」「テレビでも言ってるし」「職場で打てって言われるから」「お医者さんも勧めるから」などと言ってワクチンを打ちに行きます。

このような危険なワクチンが流通してしまうのは、結局権力の都合であり、大人の都合であり、利権によるものです。

ワクチン接種が喧伝されるのは、必要なビジネスシフトでもあります。この10年くらいで精神薬のヤバさがばれてきた医学界と製薬業界は、かわりに儲けのネタを見つける必要が出てきたのです。それがワクチンであり、昨今ワクチンをコマーシャルする第一の理由なのです。

◉本当にどうしようもないのは誰なのか？

しかしよく考えてみると、これは本当に医学界や製薬業界のせいなのでしょうか。

確かに彼らは何一つ肯定するところのない、どうしようもない悪魔崇拝者たちです。それをさらに操る陰謀論的エスタブリッシュメント（イルミナティとかフリーメイソンとか言われる人々）も、きっとどうしようもない人たちでしょう。

でもそれよりも問題なのは、長いものに巻かれることしか頭になく、自分で調べたり考えたりするわけでもなく、打ってしまって何か問題ができたら被害者面をして騒ぎ、エスタブリッシュメントや医者たちに対しても奴隷根性以外持つことができない、普通の市民たちにあるのではないでしょうか。それをこそ〝グーミン〟と呼ぶのだと私は思います。

正直に言って、いつも腐れた毒親がネット上でも診療でもふざけた相談をしてきます。本人たちは真面目なつもりなのでしょうが、口だけなのがよくわかるわけです。

たとえば「ワクチンの診断書を書いてくれ」とか、「牛乳を飲ませないための診断書を書いてくれ」とか聞いてくるわけですが、その動機や学んでいる様子を見ると、所詮ワクチンを打っている毒親と変わらぬ毒親ぶりであることが観察できます。

彼らは私の本でワクチンの話を読んだりしたら、私の本で陰謀論の初歩みたいなのを知ったら、それで毒親を卒業できたとでも勘違いしている人種なのです。

理由はさまざまですが、やれ幼稚園に入れたい、やれ修学旅行に行かせたい、やれ周りの親とうまくやりとりしたい、やれ親が仕事に行くために、やれ教師の指導を受けたくない、やれ保健師に説教されるのが嫌……とにかく日本人と日本人の親というのは腐りきっています。

そしてもっとも腐っているのは、自分が腐っているという自覚がなく、自分は子どものために動いている、自分は子どもを慮っているという見せかけの嘘をつくことにあります。

◉子どもを守るとはどういうことか？

毒親というのは常に嘘をつきますが、毒親というのは常に周りの目と評価だけを気にして、常識と体裁にまみれています。毒親というのは自分が思いどおりにしたいだけであるにもかかわらず、自分が子どものためにやっていると偽装するのが得意です。

逆説的に言えば本当に子どもを守るということはいったいどういうことなのか、それをまったく考える気がなく、毒親が病気に取り組むときと同様、永久不滅に目先のことだけを考え対症療法することしか頭にないのです。

「子どもを守る」「ワクチンについて真剣に考える」ということはどういうことなのでしょうか？

それはワクチンの診断書を取りに来ることでも、偽善めいた言葉を吐くことでもありません。そんな学校になど行かせないことであり、修学旅行に行く代わりに家族旅行に行くことであり、教師や保健師と闘うことであり、徹底的に知識を身につけることで彼らに対抗できるようになることであり、そもそもこの世界からワクチンをなくすことであり、周りの大人に白い目で見られる機会が増えようが、情報を徹底的に伝達することです。

この世界では普通でいたり常識的でいる限り、奴隷以外の道はありません。

それを踏まえ、覚悟を決めたうえで、タイミングを見て、ワクチンの診断書などを利用するという思想が重要なのです。

◉情報集めの時期は終わった

この毒親たちの見え透いた嘘を見るたびに心の底から吐き気がします。これはペットを飼っている飼い主などにも同じ傾向がみられます。

彼らは「ペットはどうしてもワクチンを打たないといけないんです」などと、ペットを慮っているような言葉を吐きますが、本当にペットを家族と思っている人は、いかなるリスクを背負おうとやるべきことをやり、ワクチンなど打ちません。そのような人を私は何人も知っています。

意識は変えようと思えば今日にでも変えることができます。逆説的に言えば本章がもっとも難しいことと簡単なことを同時に提案しているとも言えるのかもしれません。

しょうがないとあきらめるだけの者、わかったフリをして行動しない者、わかっていても変えようとはしない者、わかって優越感に浸りながら斜に構えるだけの者、現実はそう簡単にはいかないとアホらしい中庸論をかます者、すべて同じ地球のゴミと言えます。この本を読もうが読むまいが情報集めの時期は終わりであり、行動するしかないのです。

私たちにもはや他人の目を気にしている余裕はありません。今日からでも敵や中傷者が増えようがやるべきことをやらねばなりません。

自分の持っている固定観念をすべて捨て、新しい自分と新しい社会を創造（想像）する必要があります。どこまでも自己を正当化するのではなく人類と地球と次世代に必要なことをなさねばなりません。

それはほかの人々が不可能だとみなすほど大きなものでしょうが、その不可能さこそが重要です。人間は死ぬまで達成できないくらい大きな目的を持つからこそ、発想を無限に逆転させることができ、ありえないほどの力を発揮することができます。

◉自分こそが変化しなければならない

常に自分の間違いを見つめ、間違いから学んでいく必要があります。その間違いを見つめて逆転させていきながら、自分の責任を果たしていかねばなりません。

「普通」とか「常識」とか「権威」に従属するのをやめる必要があります。そうしつづけたからこそワクチンを強制される世の中になったのだと自覚せねばなりません。

つまりこの世界が汚れ、ワクチンマニアの思惑どおりになったのは、つまるところ自分たちが招いたものなのです。

だから何か変化が起こるのを待つのではなく、周りが悪いと言って周りを変えようとするばかりでなく、まずは自分こそが変化しなければなりません。

あなたが変われば あなたの行動が変わり、工夫が加わり、あなたの思想に共鳴する者が現れ、それはより具現化していくことになります。それは明日からやるというものではありません。明日からやろうとする人はすでに明日になってもやらないだろうし、ずっと正当化をしつづけて自分ができるとだけうそぶきつづけるのが人間なのです。

私たち日本人はいまや完全なる奴隷と化しました。私も奴隷であり、自分が奴隷でないと思っている人もまた奴隷であり、税金を払っている段階で奴隷であり、家賃を払っている段階で奴隷であり、この本を読んでいる段階で奴隷であり、政治でも経済でも何かしら期待している段階で奴隷です。

そして日本人はすでに普通ではないのにいつも普通ばかりを求めています。それこそがもっとも異常であり、日本人が他人と違うことを拒絶することにこそ奴隷意識の根幹は存在します。よく「批判やダメ出しはいいが、ではどうするか」などという話をされますが、そんなことを書いたり言ってる段階でその人間はさらに依存症なのです。

あなたが正しいことや立派なことをしていると仮定するなら、必ずシステムや構造や利権側から徹底的に誹謗中傷されるし、世の中が理不尽というなら具体的に行動するしかないのですから。知識が集まれば、あとはやることをやるかやらないかだけです。

情報や口コミを広げて少しずつ周りに伝えるようにしましょう。

ワクチンの情報は世の中にはほとんど出回っておらず、本書は重要な要素を持っていることでしょう。

◉今われわれが生きている目的

私はお金は重要なファクターだと思っているのでそれを隠す気はありません。この書籍を多くの人が読み、多くの人が紹介すれば、それはワクチンを拒否する根拠となり、メディアの洗脳について考える人が増えると同時に、私にとっては重要な軍資金になるのです。

私がやっている通販ショップ「うつみんのセレクトショップ♪」もそうですが、本物を扱う業者を増やしたり支えたりして、子どもに本当の情報を提供して考えさせるようにしましょう。

頭の固い老人たちなど捨て置いて結構であり、権威への従属意識を捨て、市民自身が動き、政治の腐敗を意識し、政治家や経済界を徹底的に糾弾し、自分が周囲に影響を与えられる立場となりましょう。

平和のために政治を飛び越えていろんな人々と交流し、地球のすべての生物のために地球を浄化する作戦を練り、ワクチンをこの世界から根絶しましょう。

真に幸せになる世界を築くこと、それこそが今われわれが生きている目的の一つではないでしょうか。

【ワクチン不要論⑳】

ワクチン問題の本質は、医学界や製薬業界のせいというより、長いものに巻かれることしか頭になく、自分で調べたり考えたりするわけでもなく、問題があれば騒ぎ立てるだけの普通の市民たちの姿勢にある。

知識を得ただけでは何も変わらない。「普通」とか「常識」とか「権威」に従属するのをやめ、あなた自身が変化しなければならない。

おわりに

「はじめに」で、私がワクチンを重視する一番の理由は私自身の罪悪感だと書きました。今でこそ私はワクチンに反対していますが、7年ほど前までワクチンに気を配っておらず、自分の娘に1歳になるまでの間、ワクチンを打ってしまったのです。

今、娘は元気ですが、ちょっと苦手なものがあるだけでワクチンのせいかなあと思ってしまいます。もちろん冷静に考えればワクチンが原因とは考えにくいのですが、われわれは脳以外にもいろんな面でワクチンの影響を受けるので、そういう発想になってしまうのですね。

最近のワクチンマーケティングは筆舌に尽くしがたいものがあります。

ワクチンの事実を明らかにしようとするだけで、徹底的な妨害にあい、人格攻撃をされます。欧米では殺されている人もいるなんて噂があるくらいです。

そして彼ら妨害者は決して表には出てきませんし、出てきてもわれわれが持っている疑問に答えてはくれません。彼らは専門家を名乗りながら、実は何も知らない人たちなので、オウム返しのように同じことを繰り返すだけです。彼らが製薬会社から支援を受ける方法もいろいろあるし、製薬会社と医学界がこれまでやってきたことを考えれば、どこまでも捏造と隠蔽を繰り返すだけです。

私もおそらく日本で一番中傷されているのでしょうが、個人の中傷ならまだしも、事実と異なることばかり書かれているので、怒りを通り越して笑えてくるほどの状況です。

みなさんもぜひ調べてみてください。たとえばネット上には、私はサイエントロジーという新興宗教の信者であり、教団員であると出てきます。私は別にサイエントロジーの信者でも教団員でもありません。精神医学や心理学がいかにひどいかを肌身に染みてわかっているため、精神医学を問題視する彼らに協力しているのは確かですが、彼らの主張が正しいかどうかは彼らに会い、彼らの発しているデータを見て考えればいいことでしょう。新興宗教が嫌な人は距離をとって情報だけうまく盗めばいいだけです。だいたい私は新興宗教とか既存の理論と違うことを言っている人ばかりが知り合いで、協力しているのはサイエントロジーに限らないんですがね（笑）。

しかし御用学者や、人格攻撃や捏造中傷などをする人々は、決して本書にあるようなデータも出さず、そのデータに反論さえもせず、質問しても答えず、教科書にある嘘っぱちをそのまま掲載して終わりです。

彼らはワクチンが感染症による死者や後遺症を減らしてきたという嘘を述べますが、本書に書かれているようなことは決して述べません。

彼らは日本が優れた医療大国だという嘘を言いますが、日本が世界一の病気大国であることもクスリ漬け大国であることも、医療後進国だということも決して述べません。

彼らはすぐにMMRワクチンと自閉症論文が捏造事件だと言いますが、その後に明らかにされた捏造事件自体が作りごとだったことについては決して述べません。

彼らはワクチンに対してすぐにホメオパシーバッシングにつなげますが、量子力学の原則どころかホメオパシーにもたくさんある科学的論文やその効果などは決して述べません。

彼らは自分の都合と立場、自分のお金と地位のためなら子どもなど平気で生贄にできる存在です。

それはもともと当たり前、本文中でも繰り返し述べたように医者とは徹底的なまでに人を殺し、人を迫害し、人を実験し、人を傷つけ、人を差別し、人を中傷し、嘘をつきつづける存在なのですから。それを指摘されたときにこそ、医者は一番反応するのです。

ワクチンに関して、医者の問題はもっとも顕在化すると同時に、それはもっとも隠蔽されることになります。

抗ガン剤や精神薬など目に見えてわかりやすいものと比べて、ワクチンはより恐怖に左右されやすく、より因果関係が見えにくく、より騙すのが容易なのです。だから、私の書くことも無理やり信じる必要はありません。

しかし私は私が信じて疑わないデータおよび考え方から思想に至るまで、本書にすべて網羅したつもりです。

私は医者も薬学者も栄養学者もその他の学者も、決して尊敬などしませんし、たったの一人も評価に足る人を見たことはありません。しかし本書の執筆にあたり重要な情報を多数提供していただき、このあとの「解説」を執筆していただいた野口共成さんのような方は尊敬に値すると思っています。改めてこの場をお借りして野口さんにお礼を申しあげたいと思います。

私はいま、日本の数社だけでなくハワイにも会社があり、日本と米国の二重生活をしています。米国は自由の国だといわれますがそんなことはなく、ワクチンに関しても非常に厳しいので正直怖いと思っています。しかし自分の娘のことを思えばそれも仕方ないのかなと思います。また、多くの協力してくれる人がいるおかげで、またこのような本が出せたのですから、恐れることもないのかなとも思います。

こんな頭のおかしい医者が世界に一人くらいはいていいと思いますし、その頭のおかしい医者をいつも支えてくれる妻と娘に対して、私は何か恩返しがしたいのです。

この活動はそんなつもりでやっています。まあ、一般的にはあまり恩返しにはなってないかもしれませんけどね（笑）。

解説：なぜ私はワクチンを追及するのか？

野口共成

まず初めに、わが家の話をさせていただきます。

私の娘は現在20歳で、知的障害者施設にいます。彼女は3歳児検診のときに自閉傾向があると言われましたが、普通に3語文程度は話せていました。

それが4歳になったころから言葉を話さなくなり、奇怪な行動やパニックを起こし、5歳でオムツをするようになり、指示にも反応しなくなりました。

医者は「退行性自閉症」との診断を下しましたが、3歳のときのほうがしっかりしていたのに、年を重ねるにつれて症状がひどくなるなんて、こんなバカなことがあるのかと思いつづけていました。

その後、数年が経ち、２００４年3月にＴＢＳ「報道特集」で、「自閉症の原因はワクチン」という内容の放送がありました。かなり反響のあった番組で、放送終了後に日本自閉症協会が

ＴＢＳに抗議に行って「修正放送しろ」とクレームをつけたそうです（なお、ＴＢＳはお詫びも訂正もしておりません。放送は正確かつ適正であったということでしょう）。

私はこの報道を見て、すかさずわが家の母子手帳を確認しました。すると３歳、４歳でインフルエンザワクチンと日本脳炎ワクチン、５歳でインフルエンザワクチン、６歳でもインフルエンザワクチンを接種していたのです。原因はこれだと確信しました。

それから私は独学で徹底的にワクチンの研究を始めることになります。当時、日本にはそれほど多くの情報がありませんでしたから、外国のインターネットサイトなども参考にしながら、研究をしていったのです。

すると驚くべきことが次々にわかってきたのです。

私の娘がワクチンを接種した時期は、ワクチンにチメロサールが１㎖あたり０・０５㎎も含まれていた時代です（現在は一応これが１／10になっています）。チメロサールは50％がエチル水銀で、15年前から厚労省の指導でチメロサールを減量するようにと各製薬会社にお触れを出し、今に至っています。ですから、ここ数年、退行性自閉症という子どもはほとんどいません。もちろんチメロサールだけが問題ではないので、減量されたからといってワクチンを打つ意味はありませんが、原因のない結果などありえないということです。

ほかにも、米国のナチュラルニュースの調査によると、１９８３年は、10本のワクチン接種で1万人に１人の自閉症の発症率だったのが、２０１３年は46本のワクチン接種で88人に１人と自閉症の発症率が急激に上昇しています。

横浜市の場合、この20年間出生者数に変動はほとんどありませんが、自閉症者数はすさまじい右肩上がりです。この30年で療育手帳の給付は10倍、２０１０年度の療育手帳の交付は１４００人を超えています。

乳児のときにワクチンを打たなかった団塊の世代の人たちに自閉症や発達障害者はいません。こういったデータを前にしてもなお、ワクチン接種と自閉症が無関係と言い張れるのでしょうか？　いつまで「自閉症は先天性脳機能障害だ」という嘘を言いつづけるのでしょうか？

私が、内海先生と関わりを持ったのは、２０１２年の秋ごろでした。

この年の9月、名古屋大学の精神科教授（尾崎紀夫教授）のグループが「ワクチンで自閉症にならない」という論文を発表し、中日新聞が記事にしたことがきっかけです。

記事の概要は次のようなものです。

「尾崎教授らは、国内で三種混合ワクチンを接種していた84年4月〜92年4月に生まれ、母子手帳が保管されている人を対象に調査。自閉症やアスペルガー、広汎性発達障害と診断された小学生から高校生までの189人と、それ以外の同年代の224人を比べた。

三種混合だけでなく日本脳炎やポリオなど、幼児期のワクチン接種歴を調べて比較。自閉症患者とそれ以外の人の間では、三種混合やその他のワクチンの接種数に統計学的な差はなく、ワクチン接種や防腐剤が自閉症の発症率を高める科学的な根拠はないと結論づけた」

そんなバカな話はありません。ワクチンの用量反応や、接種年齢の引き下げやワクチンが追加され、年ごとにワクチンに対しての条件が変更されており、それらを細かく見ていかないと原因は見えてこないはずです。

同じワクチンを打った自閉症の集団と健常児の集団を作り、条件が同じで自閉症と健常児がいるから原因はワクチンではない、と言っても意味がないのです。

この件をネットで調べていて目にしたのが、名古屋大学の尾崎教授の研究についてボロクソに書いている内海先生のフェイスブックでした。めずらしい医者もいるものだと思い、その後フェイスブックでつながることになります。

たとえば、この研究に名前が出てくる尾崎教授について調べていくと、いろいろなことがわかります。

たとえば、米国で副作用が出て損害賠償金を2500億円も払わされた向精神薬ジプレキサがわが国で承認されたとき、尾崎教授は喜びのコメントを述べています。

さらに、この研究自体も、名古屋大学の尾崎教授を中心とした研究であるように報道されましたが、この研究の中身は「よこはま発達クリニック」の関係者たちによってなされたものであることがわかりました。

研究内に登場する「ケースコントロールのn＝189人」は、すべてよこはま発達クリニックの患者なのです。

それならなぜ、よこはま発達クリニックが表に出てこないのでしょうか。よこはま発達クリニックの関係者のHPやブログ等にはこのことすら書かれておりません。補助金確保などもあったと思いますが、素人を騙すための研究だとわかっていて、大々的に宣伝できなかったのかもしれません。

しかもこれはA4で5枚程度の論文で、母子手帳を見て450人程度の調査をしただけのもの、ちゃんとした考察も行なわれておらず、海外の論文を精査しているとも思えません。私としては、血税がこんなデタラメ論文のために使われているのはまったく許せないことです。

この本をお読みになったみなさんにはわかるでしょうが、MMRワクチンをはじめ大半の生ワクチンには、グルタミン酸ナトリウムが入っています。これはまさに脳の過剰な活性化をもたらします。

グルタミン酸ナトリウムは脳には達しないと学会が主張して何十年にもなりますが、これも同じパターンの嘘であり、今では脳に達して覚醒剤と類似の伝達物質になるということが確証されていて、特に発達段階の子どもの脳への打撃は顕著だとわかっています。

予防接種を何度も受けて起きる作用の一つに、脳細胞が活性化された結果、グルタミン酸ナトリウムが高濃度に放出され、子どもの脳が傷害を受けるというものがあります。脳でワクチンによる免疫反応とグルタミン酸ナトリウムによる興奮毒が作用し合うため、毒性はずっと強く「免疫興奮毒性」はすでに医学用語になっています。このようなことを無視してこの論文は構成されており、まったくデタラメであることは疑いようもありません。こうしたことについて先日、文科省の脳プログラムの担当者を追及したら口をつぐんでしまいました。

もうひとつ、私にとってどうしても指摘しておきたい論文があります。

ワクチンの条件の変更で、自閉症が乱高下する典型例です。私は神奈川在住なのですが、このグラフは、二〇〇五年に横浜市港北区で行なわれた「MMRワクチンで自閉症にならない」という調査論文のものです。

234

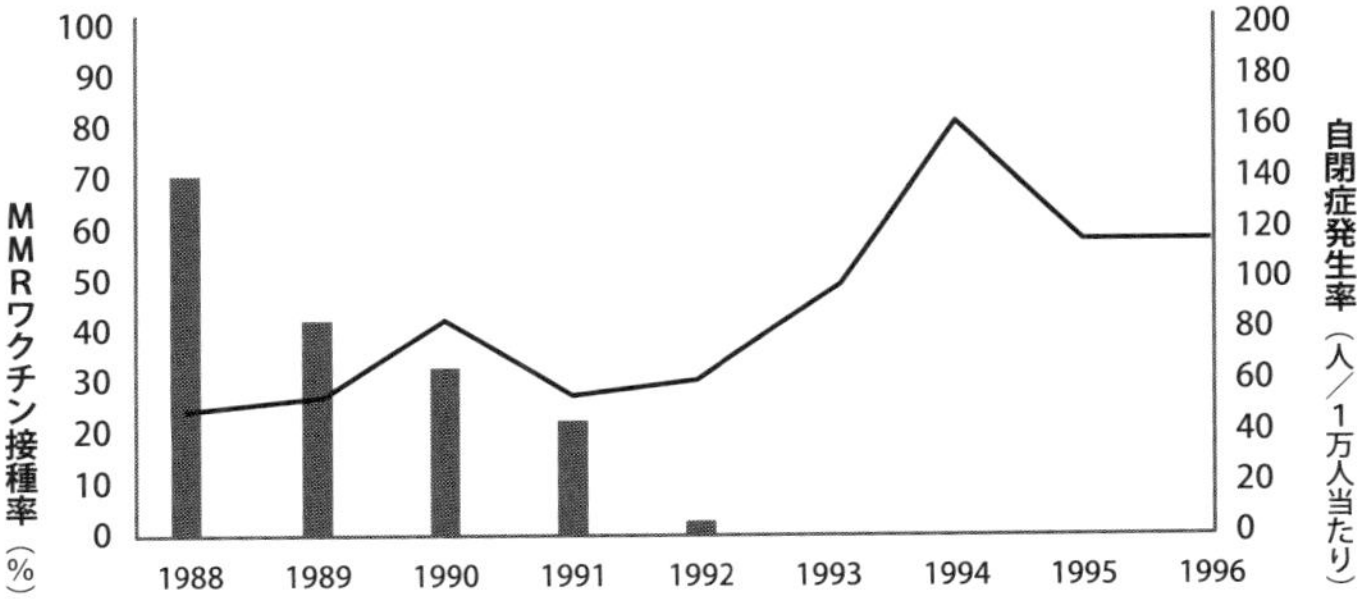

Yokohama City MMR vaccination rates by birth year (1988-1992), and annual trends in cumulative incidences of ASD with and without developmental regression up to seven years in the birth cohort in the catchment area

折れ線が自閉症児の出生数、棒グラフがＭＭＲワクチン（新三種混合）の接種率です。わが国は、ＭＭＲワクチンを１９８９年から始めて１９９３年に接種を中止にした経緯があります。理由は、副作用がひどく無菌性髄膜炎を１７００人以上発症し死者も出たからです。この論文の主旨をごくシンプルに説明しますと、ＭＭＲワクチンの接種が減っているのに、自閉症児が増えていることから、「ＭＭＲワクチンと自閉症」の関係を否定しているのです。

なぜこのような論文を作らなければいけなかったかというと本書に書かれているように、当時英国では「ＭＭＲワクチンで自閉症になる」というウェイクフィールド医師の論文があり、２０００人に及ぶ集団訴訟になっていたので、これを覆すものを作りたかったのです。

この論文の共著者にマイケル・ラターという英国

の児童精神科医がいます。この人は、グラクソ・スミスクラインから資金援助されている医者です。

１９８９年から１９９０年に折れ線グラフが上がる（＝自閉症児が増えている）のはＤＰＴワクチンの影響があるかもしれません。タイムラグを考えても、１９８８年末からＤＰＴワクチンの接種年齢を2歳から1歳にしたのが、一番の元凶だと私は思っています。ただ、ほかの要素も考えないといけないと思います。

１９９1年と１９９2年は１９９０年より発症率が減っています。これだけならＭＭＲワクチンの接種率が下がったことも関係しているでしょう。しかし１９９4年以降、急に増え、これは私は、１９９4年に日本脳炎が定期予防接種になったことが原因だと思います。また、ＤＰＴワクチンの接種年齢を1歳から0歳に引き下げたからかもしれません。

ほかにも要素はあるかもしれませんが、このようなことの考察もせずに一方的にＭＭＲワクチンと自閉症との関係を否定するこの論文は、デタラメ以外の何物でもありません。しかし、彼らはこんなものでも一般人を騙せると思っているのでしょう。

こうしてあげていくだけでも、数限りないデータが「ワクチンは効かないばかりか、有害である」ことを示しています。

これは本書で内海先生が述べているとおりです。

そして、内海先生はワクチンの危険性について警告するだけでなく、ワクチンを接種してしまった人たちにその対策を教授しています。


私がそうだったように、親はわが子が自閉症や発達障害と診断されれば、少しでも改善させたい、願わくば健常児にさせたいという思いを持つものです。

しかし、専門家や担当医はそれに応じた対応をしません。「先天性」という都合のよい言葉を使い、「子どもの障害を理解しろ」「子どもの障害を受け入れろ」とだけ言い募るのです。

こうした専門家や担当医たちが、真の原因を理解しない限り、自閉症は減らないし、治りもしないでしょう。

同時に、自閉症や発達障害を食い物にしている団体や医師や専門家にも注意を払わねばなりません。科学的根拠のないもの、難しい言葉でさも科学的であるかのように説明するもの、呪いや祟りをかたるもの、根拠もなく高額なもの……。親こそが正しい情報のもと、正しい判断を下さなければならないのです。

本当に子どものことを考えたとき、親がとるべき行動は何か、を内海先生は本書で述べています。

「しょうがないとあきらめるだけの者、わかったフリをして行動しない者、わかっていても変えようとはしない者、わかって優越感に浸りながら斜に構えるだけの者、現実はそう簡単にはいかないとアホらしい中庸論をかます者、すべて同じ地球のゴミと言えます。この本を読もうが読むまいが情報集めの時期は終わりであり、行動するしかないのです」

厳しい言葉ではありますが、まさに親がどうあるべきかを示したものです。

本当に子どものことを考え、子どものために行動できる親でありたい、と私自身も思っていますし、本書の読者の皆様にもそうであってほしいと願っています。

内海　聡◉うつみ・さとる
1974年、兵庫県生まれ。筑波大学医学専門学群卒業後、東京女子医科大付属東洋医学研究所研究員、東京警察病院消化器内科、牛久愛知総合病院内科・漢方科勤務を経て、牛久東洋医学クリニックを開業。現場から精神医療の実情を告発した『精神科は今日も、やりたい放題』がベストセラーに。難病治癒と断薬を主軸としたTokyo DD Clinic院長、NPO法人薬害研究センター理事長。わが子が1歳になるまでのあいだ、「普通に効果はあるだろう」とワクチンを打ってしまったことへの罪悪感が、本書執筆の原点になっている。

ワクチン不要論

二〇一八年　六月　三日　初版発行
二〇二一年　四月　一日　四刷発行

著　者　内海　聡
発行者　中野長武
発行所　株式会社三五館《さんごかん》シンシャ
〒101-0052
東京都千代田区神田小川町2-8　進盛ビル5F
電話　03-6674-8710
http://www.sangokan.com/
発　売　フォレスト出版株式会社
〒162-0824
東京都新宿区揚場町2-18　白宝ビル5F
電話　03-5229-5750
https://www.forestpub.co.jp/
印刷・製本　モリモト印刷株式会社

ISBN978-4-89451-998-5
*本書の内容に関するお問い合わせは発行元の三五館シンシャへお願いいたします。
定価はカバーに表示してあります。
乱丁・落丁本は小社負担にてお取り替えいたします。

ワクチン不要論

読者の方に限り
特別プレゼント

ここでしか手に入らない貴重な情報です。

ワクチン不要論
未公開原稿

（PDF ファイル）

著者・内海 聡さんより

内海聡さんのワクチン問題追及の原点ともいえる『医学不要論』所収の「感染症とその薬」原稿を採録。本書に何度も登場する「三つの聖水」の出典でもあり、ワクチン告発の先鞭ともなった貴重な原稿です。本書の読者限定の無料プレゼントです。本書と併せてこの特典を手に入れて、ぜひあなたの人生にお役立てください。

特別プレゼントはこちらから無料ダウンロードできます↓

http://frstp.jp/35waku

※特別プレゼントは Web 上で公開するものであり、小冊子・DVD などをお送りするものではありません。
※上記無料プレゼントのご提供は予告なく終了となる場合がございます。あらかじめご了承ください。
※当プレゼントの配信はフォレスト出版が代行いたします。プレゼントのお申込みには、フォレスト出版が管理・運営するシステムへメールアドレスの登録が必要となります。

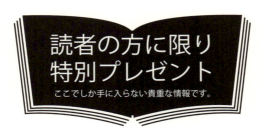